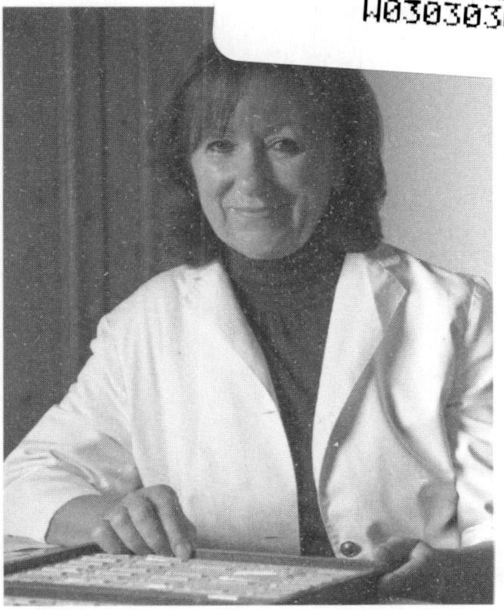

Christel Herrich ist Leiterin des Vital-Therapiezentrums Dr. Hoppe in Oberstaufen/Allgäu. Die erfahrene Therapeutin betreut seit vielen Jahren erfolgreich Patienten im In- und Ausland. Dabei arbeitet sie Hand in Hand mit Kliniken und Schulmedizinern und erstellt auf Basis ihrer Diagnosen ein ganzheitliches Therapiekonzept. Unter ihren Patienten finden sich viele prominente Sportler, wie Boxer, Fußballer und Eiskunstläufer als auch Schauspieler und Manager aus Politik und Wirtschaft. Mehr unter www.tinnitus-vital-therapie.com

Christel Herrich
mit Karin Weingart

Heilung ist möglich

Was der Energiefluss des Körpers
über unsere Gesundheit verrät

BASTEI LÜBBE
TASCHENBUCH

BASTEI LÜBBE TASCHENBUCH
Band 60285

1. Auflage: März 2012

Die Ratschläge in diesem Buch wurden von den Autoren und vom Verlag sorgfältig erwogen und geprüft; dennoch kann eine Garantie nicht übernommen werden. Eine Haftung der Autoren bzw. des Verlages und seiner Beauftragten für Personen-, Sach- und Vermögensschäden ist ausgeschlossen.

Bastei Lübbe Taschenbuch in der Bastei Lübbe GmbH & Co. KG

Originalausgabe

Textredaktion: Ulrike Strerath-Bolz
Register: Julia Hölz
Abbildungen der Energiemeridiane: © 2011 Lektorat Weingart/R. Milewski
Titelbild: © shutterstock/Designus
Umschlaggestaltung: Guter Punkt, München
Autorenfoto: © Pio Mars
Satz: hanseatenSatz-bremen, Bremen
Gesetzt aus der Minion Pro
Druck und Verarbeitung: GGP Media GmbH, Pößneck
Printed in Germany
ISBN 978-3-404-60285-8

Sie finden uns im Internet unter
www. luebbe.de
Bitte beachten Sie auch: www.lesejury.de

Der Preis dieses Bandes versteht sich einschließlich der gesetzlichen Mehrwertsteuer.

INHALT

DAS WICHTIGSTE ZUERST

Ja, Heilung *ist* möglich.

Doch erwarten Sie von diesem Buch bitte bloß keine Wunder. Ich habe die Medizin nicht neu erfunden und auch keine esoterischen Gesundheitslehren irgendeiner Art im Gepäck. Dafür aber etwas womöglich viel Besseres: Denn als Praktikerin zwischen der sogenannten Schul- und der sogenannten Komplementärmedizin verfüge ich seit mehr als zehn Jahren über ein Instrumentarium, mit dessen Hilfe es möglich ist,

- viele Krankheiten zu erkennen, bevor sie sich bemerkbar machen,
- die tiefer liegenden Ursachen von Beschwerden, auch chronischen und »austherapierten«, aufzudecken und
- Unverträglichkeiten aller Art auf die Spur zu kommen.

Dieses Instrumentarium, die *computergestützte Meridiandiagnose*, die all das und noch viel mehr ermöglicht, wird heute schon von vielen Heilpraktikern, Ärzten und Zahnärzten eingesetzt. Auf den folgenden Seiten möchte ich es Ihnen vorstellen und von den erstaunlichen Erfahrungen berichten, die unsere Patienten immer wieder damit machen.

Christel Herrich
Oberstaufen im Allgäu, Winter 2011/2012

EINS
Anstelle einer Einführung: Geschichte und Geschichten von Menschen und Meridianen

»Ach! Die Kunst des Heilens ist so geheimnisvoll. Sie ist tiefgründig wie der Ozean und grenzenlos wie der Himmel ...«

Der Gelbe Kaiser

Hans, ein junger Mann von Mitte dreißig, war immer müde. Ständig, überall, seit Monaten schon. Er rannte von Arzt zu Arzt, unterzog sich zahllosen Untersuchungen, hörte Verdachtsdiagnosen wie »Burn-out« oder »Narkolepsie«, bekam ein Medikament nach dem anderen verschrieben, blieb aber erschöpft. Und niemand konnte ihm sagen, was ihm wirklich fehlte.

Hans war sogar bereit gewesen, ein, zwei Nächte in einem Schlaflabor in der Uniklinik München zu verbringen, was ihn große Überwindung kostete, denn Hans übernachtet am liebsten im eigenen Bett, doch das Ergebnis lautete nur wieder: »o. B.«, ohne Befund. Zum Trost gab man ihm eine neue Arznei mit nach Hause.

Und da Hans, der in Wirklichkeit nicht Hans heißt, ein lieber Bekannter von mir ist, hätte ich ihm gern geholfen. Andererseits will man sich ja auch nicht aufdrängen.

Eines Tages waren wir gemeinsam zum Essen gegangen. Und Hans schlief einfach ein, mitten am Tisch, über Schweinemedaillons und Blattspinat.

»Jetzt ist das doch schon wieder passiert«, sagte er, als er nach kurzer Zeit wieder aufwachte. Und ich erfuhr an diesem Abend nach und nach das gesamte Ausmaß der Katastrophe. Denn solche »Sekundenschläfchen« wie eben am Tisch hatten Hans schon öfter überfallen.

»Vor allem am Steuer«, gab er zu.

»Das ist doch aber gefährlich«, sagte ich überflüssigerweise.

Hans war zu der Zeit im Service einer Firma für Kälte- und Klimatechnik beschäftigt und aufs Auto angewiesen, um seine Kunden besuchen zu können. Dachte ich jedenfalls.

Aber Hans schüttelte nur den Kopf. »Den Job habe ich längst verloren. Erst war ich über Wochen krankgeschrieben, aber als es dann immer noch nicht besser wurde ... Ich konnte mich ja kaum mehr konzentrieren ... Diese ständige Müdigkeit ... und dass ich bei langen Strecken auf der Landstraße alle zehn Minuten Pause machen musste, um nicht einzuschlafen ... Natürlich bestand immer die Gefahr, dass ich einen Unfall baue. Und dieses Risiko konnte auf Dauer keiner tragen. Also wurde das Arbeitsverhältnis aufgelöst – in gegenseitigem Einvernehmen, wie es immer so schön heißt.« Er lächelte traurig.

»Und wie soll es jetzt weitergehen?«

Resigniertes Achselzucken. »Keine Ahnung. Wenn mir wenigstens endlich jemand sagen könnte, was mit mir los ist. Dann wäre mir schon sehr geholfen.«

Mir fiel nichts ein, was ich darauf hätte erwidern können. Außer dem Nächstliegenden: »Du weißt, wir haben die Möglichkeit ...«

»Okay, darauf kommt's jetzt schon auch nicht mehr an. Vielleicht solltest du mich tatsächlich mal durchmessen. Und selbst wenn du nichts herausfindest – es tut ja nicht weh, und schaden kann's auch nicht.«

Als Hans tags darauf zu uns in die Praxis kam, lag genau die Mischung aus Skepsis und verzweifelter Hoffnung in seinem Blick, die ich von den meisten unserer Patienten kenne.

Er reichte mir die Hände, ich legte den Messstift an die Ränder seiner Fingernägel, dann zog er die Strümpfe aus, und ich beugte mich über seine Füße.

Etwa eine Stunde später schickte ich Hans zum Zahnarzt.

»Aber da war ich erst vor ein paar Wochen«, wandte er ein.

»Geh trotzdem. Und lass dich ganz genau untersuchen. Es würde mich wundern, wenn da nicht irgendwo eine versteckte Entzündung wäre. Oder ein Eiterherd. Wahrscheinlich rechts im oberen Kieferbereich, aber das im Einzelnen herauszufinden ist Aufgabe deines Zahnarztes.«

Dieser war zwar überrascht, als Hans schon wieder bei ihm auftauchte, obwohl er keinerlei Beschwerden hatte, ließ aber dennoch eine Panoramaaufnahme anfertigen.

Und hinterher war er noch verblüffter. »Wie sind Sie denn darauf gekommen?«, fragte er Hans, wie mir dieser später erzählte. »Oben rechts ist tatsächlich eine eitrige Entzündung. Hab ich vorher nicht gesehen. Aber ich fürchte, den Zahn können wir nicht retten.«

Was soll ich sagen: Der Zahn kam raus, und wenig später war Hans kaum wiederzuerkennen.

Zunächst bemerkte er es gar nicht, denn so sehr fehlte sie ihm dann doch nicht, seine Müdigkeit. Aber sie war weg. Hans konnte seine ganze wiedergewonnene Kraft darauf konzentrieren, sich eine neue Existenz aufzubauen. Und er ist seither auch nie wieder durch ein Sekundenschläfchen im Restaurant aufgefallen.

Ich war natürlich froh und glücklich, dass ich meinen Teil dazu hatte beitragen dürfen, Hans von seinen Erschöpfungszuständen zu befreien. Aber gewundert – gewundert hat es mich eigentlich nicht. Denn es war ja Hans selbst gewesen, der mir gesagt hatte, was mit ihm nicht in Ordnung war. Oder korrekter ausgedrückt: Sein Körper hatte es getan. In der Sprache seiner Energie. In der Sprache seiner Meridiane.

Dies wäre nun eigentlich die Stelle, an der ich mich Ihnen gern kurz vorstellen würde, damit Sie wissen, mit wem Sie es hier zu tun haben, und den Wert der Informationen, die ich Ihnen in diesem Buch gebe, besser einschätzen können. Ich arbeite seit nunmehr über zehn Jahren sehr erfolgreich mit computergestützter Meridiandiagnose, einem Verfahren, über das in der breiten Öffentlichkeit noch recht wenig bekannt ist, obwohl es sich inzwischen weltweit in Tausenden von Arzt-, Heilpraktiker- und Zahnarztpraxen bewährt hat.

Mithilfe dieser Methode ist es unter anderem möglich, gesundheitliche Störungen, die sich gerade erst anbahnen, frühzeitig zu erkennen und die Ursachen chronischer Erkrankungen herauszufinden, die sonst oft lange im Dunkeln liegen – wie bei Hans, bevor ihm »auf den Zahn gefühlt« wurde.

Die bessere Bezeichnung für dieses computergestützte Verfahren wäre im Grunde Meridian*analyse* oder *-screening*, denn die eigentliche Diagnose wird natürlich immer durch den Menschen gestellt und nicht durch ein noch so gutes Gerät. Aber der Begriff Meridiandiagnose hat sich nun einmal durchgesetzt. Sie ist einem relativ jungen Zweig der Medizin zuzuordnen, der sogenannten *energy medicine* (auf Deutsch auch Schwingungs-, Informations-, Regulations- oder eben: Energiemedizin genannt). Dennoch beruht sie zu einem Gutteil auf jahrtausendealten Erkenntnissen, insbesondere denen der traditionellen chinesischen Medizin (TCM) und ihrem Verständnis von Energie und Gesundheit.

In der Meridiananalyse verbindet sich dieses Grundlagenwissen mit moderner (Rechen- und Mess-)Technik sowie Datenbanken von mehreren Millionen Einzelerhebungen zu einem höchst zeitgemäßen Diagnosetool, das ungeahnte Möglichkeiten der Vorbeugung, Früherkennung und Ursachenforschung bietet – und damit natürlich auch die Aussicht auf verbesserte Heilungschancen.

Darüber gleich mehr. Zwischendurch möchte ich Ihnen erzählen, wie ich überhaupt zur Meridiandiagnostik gekommen bin. Dafür muss ich aber ein bisschen ausholen.

Ich – das sind eigentlich »wir«, das Team des Vital-Therapiezentrums im zauberhaften Allgäu-Kurbad Oberstaufen. Eingebettet in eine allgemeinmedizinische Praxis, gelten wir seit vielen Jahren als Spezialisten für (beziehungsweise eher: *gegen*) Tinnitus.

Patienten aus ganz Deutschland, aber auch aus Österreich und der Schweiz und sogar von noch weiter her suchen uns auf, um durch unsere spezielle Tinnitus-Vitaltherapie endlich von ihren nervtötenden Beschwerden, diesem ewigen lästigen Tönen im Ohr, befreit zu werden. Und glücklicherweise können wir den meisten tatsächlich helfen. Auch bei Drehschwindel, Hörsturz und Schwer(st)hörigkeit haben wir gute Erfolge zu verzeichnen. Seit Jahren schon.

Und da Tinnitus in unseren Zeiten beinahe zu einer »Volkskrankheit« geworden ist, begann sich irgendwann auch die Presse für uns zu interessieren. Einer dieser Veröffentlichungen habe ich es zu verdanken, dass ich Ende 1999,

Anfang 2000 – genauer kann ich das heute gar nicht mehr sagen – Besuch aus der Vergangenheit erhielt: Robert Bresan, ein Bub, den ich noch aus meiner Jugend kannte, rief völlig unverhofft bei mir an. Er hätte, sagte er, einen Artikel über unsere Tinnitus-Therapie gelesen. Und ob er denn nicht mal vorbeikommen könne.

»Klar«, sagte ich und freute mich.

Ein Bub war Robert nun nicht mehr direkt, als er bei mir auftauchte. Inzwischen hat er es zum promovierten Mediziner gebracht.

Bei Kaffee und Kuchen erkundigte er sich nach unserer Tinnitus-Therapie. Ich erklärte ihm, sie bestehe im Wesentlichen aus einer Kombination von Akupunktur, Laserbehandlungen und Sauerstoff-Mehrschritt-Therapie.

»Das hört sich schon mal gut an. Aber würde es dich denn nicht interessieren, mehr über Tinnitus zu erfahren?«, fragte Robert. »Ich meine: was dahintersteckt?«

»Bitte nimm's mir nicht übel«, entgegnete ich, »aber ich kann mir nicht vorstellen, dass es irgendetwas gibt, was ich über Tinnitus nicht wüsste. Wir beschäftigen uns hier seit Jahren damit. Und was meinst du eigentlich mit ›was dahintersteckt‹?«

»Ich will eure Kompetenz überhaupt nicht in Frage stellen. Aber es ist doch so, dass es sich bei Tinnitus im Grunde gar nicht um eine bestimmte Krankheit handelt, die bei jedem Patienten ein und dieselbe Ursache hat. Tinnitus – wie übrigens viele andere Leiden auch – ist doch eigentlich eher ein Symptombild, das sich von Fall zu Fall aus ganz unterschiedlichen Faktoren zusammensetzt. Und die muss man erst einmal kennen, um entsprechend differenziert darauf reagieren zu können.«

»Aber wie soll das gehen? Die Medizin steht einem Phänomen wie Tinnitus doch vollkommen hilflos gegenüber?«

»Das ist es ja eben«, sagte Robert. »Die Schulmedizin hat kein Instrumentarium, mit dem sie das Entstehen solcher Beschwerden erklären könnte. Dabei gibt es längst eins, sie nutzt es nur nicht. Und erkennt es noch nicht einmal an. Es ist kinderleicht in der Bedienung und bietet unglaubliche Möglichkeiten der Früherkennung und Vorsorge.«

Und so kam es, dass ein alter Bekannter aus längst vergangenen Tagen der Erste war, der mir von der Meridiandiagnostik berichtete.

Da die Akupunktur schon seit Langem eine wichtige Säule unserer Vitaltherapie darstellte, waren mir diese »Meridiane«, von denen Robert sprach, natürlich auch damals schon geläufig. Ich wusste, dass man darunter die geheimnisvollen Leitbahnen versteht, auf denen sich die Akupunkturpunkte aufreihen, die durch Nadeln gereizt werden, um schmerzlindernde und sogar heilende Wirkungen zu erzielen.

Ich wusste darüber hinaus, dass unser ganzer Körper von einem dreidimensionalen Netz solcher Leitbahnen durchzogen wird und dass es unter ihnen zwölf Hauptleitbahnen auf jeder Körperseite gibt, die den Namen bestimmter Organe tragen. Lebermeridian, Lungenmeridian, Magenmeridian und so weiter.

Auf diesen Bahnen und überhaupt in diesem ganzen unsichtbaren Verkehrsnetz bewegt sich die Vital- oder Lebensenergie des Menschen, das Qi, wie es in der Medizin der »alten Chinesen« genannt wird. In deren Vorstellungswelt hängt Gesundheit vom freien, ungehinderten und harmonischen Fluss dieser Energie ab, von der fragilen Balance des

»Yin und Yang«. Darauf beruht die gesamte Akupunkturlehre. Und dass es mit dieser Grundannahme seine Richtigkeit hatte, konnte man bei unseren Patienten immer wieder beobachten.

Vorbeugen ist besser als heilen – na klar, aber wie?

Doch die traditionelle chinesische Medizin hatte, wie mir Robert in Erinnerung rief, nicht nur mit Nadeln zu tun, ganz im Gegenteil. Ein Arzt, der seine Patienten erst akupunktierte oder ihnen Medizin verabreichte, wenn bereits eine handfeste gesundheitliche Störung aufgetreten war, galt als inkompetenter Nichtskönner.

Die eigentliche Stärke der chinesischen Heilkunde lag daher in all den Dingen, die geschahen, *bevor* das Kind in den Brunnen fiel. *Bevor* eine Krankheit entstand – also in der Prophylaxe. Denn alles drehte sich darum, die Energie in Balance zu halten, um Krankheiten vorzubeugen. Diesem Ziel dienten die Bewegungsübungen, die wir als Tai-Chi oder Qigong kennen, und eine ausgewogene Ernährung, die dem individuellen Bedarf entsprach. Auch bestimmte Massagen wurden verabreicht, um Yin und Yang ins Gleichgewicht zu bringen und eventuelle Energieüberschüsse beziehungsweise -mangelerscheinungen auszugleichen.

Aber natürlich machten Erkrankungen auch vor den Menschen im alten China nicht halt. Und ein »hervorragender« Arzt war dann eben der, dem es gelang, die Zeichen frühzeitig zu erkennen.

Krankheiten fallen nicht vom Himmel – jedenfalls nicht über Nacht

Die Menschen im alten China hatten ein ganz anderes Verständnis von Gesundheit und Krankheit als wir hier und heute. Da gab es kein striktes »Entweder gesund oder krank«, keine statische Zustandsbeschreibung, sondern eher ein Kontinuum, eine ständige Annäherung an ein Gleichgewicht beziehungsweise eine mehr oder weniger gravierende Störung der Balance.

Ehrlicherweise muss man also sagen, dass sich die alte chinesische Heilkunde im Grunde nicht wirklich für Krankheiten interessierte. Was stattdessen zählte, waren immer die energetischen Verhältnisse im Körper des Einzelnen, wie sie sich in den Meridianen zeigten. Sobald sich diese auf bestimmte Weise ungünstig zu verändern begannen – und dafür kannte man viele Möglichkeiten, zahlreiche verschiedene Störungsmuster –, war Wachsamkeit gefragt. Mit anderen Worten: In der alten chinesischen Heillehre geht jeder krankhaften organischen, psychischen und/oder funktionellen Veränderung etwas voraus, das es zu identifizieren gilt, um Schlimmeres zu verhindern.

Und der Mann, den ich schon aus Kindertagen kannte, dieser Mann, aus dem inzwischen ein anerkannter Arzt geworden war, der behauptete nun allen Ernstes, dass die vorbeugende, früherkennende Diagnostik aus der alten chinesischen Heilkunde auch uns zu Gebote stehen könnte – ohne dass wir auf irgendeine der Errungenschaften unserer modernen Medizin verzichten müssten.

Mithilfe der Meridiane Krankheiten erkennen, bevor sie entstehen … ein Traum!

Theoretisch kannte ich die vier Elemente, aus denen die traditionelle chinesische Diagnostik bestand. Ich wusste, wie die Ärzte die Sprache der Meridiane entschlüsselten: durch Inaugenscheinnahme, Zungen- und Pulsdiagnose, Patientengespräch. Doch nie wäre ich auf die Idee gekommen, diese Diagnostik auch nur ansatzweise erlernen zu wollen. Das wäre mir geradezu vermessen vorgekommen – und völlig unsinnig. Die dafür nötige Erfahrung hätte ich mir im Leben nicht mehr aneignen können. Und ob es bei meinem kulturellen Hintergrund überhaupt möglich gewesen wäre?

Allein schon die Puls- und Zungendiagnose: Wenn ich mir vor Augen führte, dass ein traditionell arbeitender Arzt in China allein zweiunddreißig Arten von Pulsschlag kannte, die er auseinanderhalten musste! Dass er aus der bloßen Betrachtung der Zunge, aus ihrer Größe, Farbe, Form und dem Belag Rückschlüsse auf den Energiefluss und damit den aktuellen Gesundheitszustand seiner Patienten ziehen konnte! Und damit noch nicht genug – Stimme und Gesichtsfarbe waren auch noch zu beachten, um Hinweise auf Stauungen oder Blockaden zu erhalten und sie richtig orten zu können …

Was für ein Aufwand, um den Meridianen ihre Geheimnisse zu entlocken. Aber es schien sich zu lohnen.

... oder vielleicht doch nicht?

Als mir Robert damals in meinem Wohnzimmer gegenübersaß und über die Chancen sprach, die in diesem modernen Meridianscreening liegen sollten, wusste ich einen Moment lang nicht, was ich sagen sollte. Ich fühlte mich hin- und hergerissen. Die Idee, in Minutenschnelle allein mithilfe weniger Messungen, eines kleinen Gerätes und der dazugehörigen Computersoftware eine umfassende und zugleich detaillierte Einsicht in die aktuelle energetische Situation unserer Patienten gewinnen zu können, faszinierte mich enorm. Andererseits ...

Andererseits war und bin ich bei aller Offenheit gegenüber komplementären, unkonventionellen Heilverfahren doch nach wie vor ein vernunftbegabter Mensch, der seine Wurzeln in der abendländischen Kultur und Denktradition hat. Deshalb überwog mein Misstrauen. Das konnte doch nicht wahr sein: Meridiane – messen? Einfach an den Anfangs- und Endpunkten der vierundzwanzig Hauptleitbahnen, das heißt an Finger- beziehungsweise Zehennägeln? Das Ergebnis anschließend in Form farbiger Diagramme in der Hand halten können? Und dann auch noch aus einer Datenbank von mehr als zwölf Millionen Einzeldaten konkrete Hinweise auf die möglichen Ursachen bestehender Krankheiten sowie auf sich eben erst anbahnende gesundheitliche Störungen geliefert bekommen? Ich bitte Sie! Das geht doch nicht ...

So ähnlich äußerte ich mich auch Robert gegenüber: Das ist doch nicht möglich. Da will bestimmt nur irgendein Spinner den dicken Reibach machen. Meridiane sind nicht sichtbar. Und damit auch nicht quantitativ erfass- und schon gar nicht messbar. Schön wäre es, das Beste beider Welten sozusagen, die Verbindung von westlich-moderner und alter chinesischer Medizin, aber …

Mit Verlaub, das ist doch Humbug …

Sicher, die Wirksamkeit der Akupunktur, die bei uns im Vitalzentrum seit Jahren praktiziert wurde, ließ sich, streng genommen, auch nicht hundertprozentig erklären, jedenfalls nicht rein »naturwissenschaftlich«. Von ihr aber war ich fest überzeugt. Weil sie einfach funktionierte. Weil sie sich schon in Hunderttausenden von Fällen bewährt hatte, auch in der westlichen Welt. Tag für Tag.

Aber das hier … das war doch etwas ganz anderes.

Wer hat diese Methode eigentlich entwickelt?, fragte ich. *Und wann soll das gewesen sein?*

In China selbst hatte man sich früher nie besonders intensiv um die Frage gekümmert, *warum* die Akupunktur gerade an ganz bestimmten winzigen Körperstellen so gut funktionierte. Aber genau das war es, was andernorts große Neugier weckte. Jedenfalls fingen schon in der ersten Hälfte des zwanzigsten Jahrhunderts Ärzte an, sich für diese ganz speziellen Punkte zu interessieren, unabhängig voneinander in Deutschland, Frankreich, Russland und Japan. Die Überlegung, die sie dazu veranlasste, war naheliegend: Wenn es tatsächlich möglich war, durch mechanische Reizung dieser Punkte eine so erhebliche Wirkung zu erreichen wie zum Beispiel Schmerzlinderung und örtliche Betäubung an ganz anderen Körperstellen, dann musste es mit diesen Punkten etwas Besonderes auf sich haben. Aber was?

Des Rätsels Lösung fand sich schließlich in der sogenannten elektrodermalen Aktivität, insbesondere im Hautwiderstand und der Leitfähigkeit. Diese unterschieden sich an den Akupunkturpunkten vom Rest des Körpers und ließen sich messen. Außerdem sahen die Ergebnisse der Punktmessungen bei gesunden Menschen anders aus als bei Kranken.

Diese Erkenntnisse wurden genutzt, um Geräte zu entwickeln, die sich sowohl diagnostisch als auch therapeutisch für die Medizin nutzen ließen. Der französische Arzt Roger de la Fuye (1890–1961) nannte das von ihm entwickelte Verfahren »Elektroakupunktur« – der Begriff war vielleicht nicht ganz glücklich gewählt, weil die Methode wenig mit der chinesischen Nadelung zu tun hatte, aber er setzte sich letztlich durch, nicht nur für de la Fuyes eigene Entwicklung, sondern auch für viele andere Geräte, die in dieser Zeit entstanden und letztlich alle ebenfalls auf dem Prinzip der Hautwiderstandsmessung beruhten.

Da gab es beispielsweise einen gewissen Richard Croon. Er definierte einen Normbereich »gesunder« bioelektrischer Leitfähigkeit und assoziierte Werte, die davon abwichen, mit bestimmten Krankheitsbildern, unter anderem mit Durchblutungsstörungen oder Rheuma.

Von ähnlichen Überlegungen wie Croon ging zur selben Zeit, Anfang der Fünfzigerjahre, auch ein Arzt in Plochingen am Neckar aus: Dr. Reinhold Voll (1909–1989). Er machte sich die Weiterentwicklung der Elektroakupunktur zur Lebensaufgabe. Die möglichen Zusammenhänge der Akupunkturpunkte mit bestimmten organischen Störungen interessierten ihn dabei am meisten.

Durch Versuch und Irrtum fand er zum Beispiel heraus, dass sich die elektrischen Messwerte der von den alten Chinesen als »Lungenpunkte« bezeichneten Stellen bei Patienten mit Lungenkrebs erheblich von denen gesunder Menschen unterschieden. Auf ähnliche Weise veränderte sich seinen experimentellen Forschungsergebnissen zufolge die elektrische Leitfähigkeit in bestimmten Akupunkturpunkten auch bei Entzündungen der Muskulatur.

Das war der Anfang der »Elektroakupunktur nach Voll«, kurz EAV. Sein Mess-, Diagnose- und Therapie-Verfahren, insbesondere die von ihm in Zusammenarbeit mit einem Ingenieur entwickelte Apparatur, wurde im Laufe der Zeit quasi zum Goldstandard der gesamten Familie bioenergetischer Diagnosegeräte. Denn in Frankreich, Russland und Japan waren inzwischen ähnliche Geräte entstanden. Der Elektroakupunktur nach Voll gegenüber hatten sie jedoch diverse Nachteile, vor allem, was die körperliche Belastung der Patienten durch die Elektromessung selbst betraf – die allerdings auch bei Voll anfänglich »nicht ohne« gewesen sein soll.

Wie auch immer, unterm Strich hatte Voll die Nase ganz weit vorn. Von ihm wird später noch einmal die Rede sein, denn Reinhold Voll ist auch die Aufdeckung der Zusammenhänge zwischen den Zähnen und den einzelnen Meridianen beziehungsweise Organfunktionen zu verdanken, von der der ewig müde Hans viele Jahre später profitieren durfte. Und die bioenergetischen Resonanz-, das heißt Medikamenten- und Verträglichkeitstests, über die ich Sie in diesem Buch ebenfalls noch unterrichten werde, gehen auch auf Voll zurück.

Und wie ging es nun mit der Entwicklung der Meridiandiagnostik weiter?

Den eigentlichen Durchbruch auf diesem Gebiet gab es, so erfuhr ich von Robert, als sich die sowjetische Staats- und Parteiführung der Sache annahm. Jawohl, Sie haben richtig gelesen: die sowjetische Staats- und Parteiführung, und zwar auf allerhöchster Ebene. Denn es ging um nichts Geringeres als einen der damaligen Hauptschauplätze im Kampf der Systeme: die Raumfahrt. Kapitalismus oder Sozialismus – eine wichtige Etappe im Wettlauf um die Vorherrschaft sollte im All entschieden werden. Und dann waren die Amis doch als Erste auf dem Mond. Eine Schlappe, die sich nicht wiederholen durfte. Auf lange Sicht wurde ein Flug zum Mars ins Auge gefasst – aber der würde ein Jahr dauern und enorme Anforderungen stellen – nicht nur technisch, sondern auch in puncto Überlebensfähigkeit und Gesundheit der Kosmonauten.

Die Sowjetunion (und nach ihrem Zusammenbruch 1991 die Russische Föderation) setzte fortan auf die wissenschaftliche Erforschung des Weltraums.

Zu diesem Zweck wurde 1986, als sich in der UDSSR schon die ersten Auflösungserscheinungen bemerkbar machten, die bemannte Raumstation *Mir* (zu Deutsch »Frieden« oder »Welt«) etabliert, die bis zu ihrem kontrollierten Absturz 2001 die Erde umrundete.

Und nun kommen wieder die Meridiane ins Spiel. Denn es galt, die Medizin ganz neu zu erfinden. Schwerelosigkeit ist schließlich kein Pappenstiel. Und alles kam darauf an, die Gesundheit der Männer, von denen sich einige für eine sehr lange Zeit im All aufhalten sollten, effektiv überwachen und gegebenenfalls schleunigst korrigierend eingreifen zu können.

Die bisherige klinische Diagnostik taugte dafür wenig. Man konnte ja schließlich auf der *Mir* kein komplettes biochemisches Labor mit allen Schikanen inklusive dem dafür nötigen Personal einrichten, dazu fehlte schlicht und ergreifend der nötige Platz. Also musste etwas ganz Neues her, nämlich nach Möglichkeit ein einziges – am besten leichtes, kleines und simpel zu handhabendes – Instrument, das in der Lage war, anstelle der sonst durchgeführten Einzeluntersuchungen alle Funktionen des Organismus quasi auf einen Streich zu kontrollieren.

Das muss doch unglaublich aufwändig und teuer gewesen sein?

Die Entwicklung eines solchen Gerätes durfte ruhig etwas kosten – eine ganze Menge sogar. Nur absolut aussagekräftig, verlässlich und praktikabel musste es sein. Und genau das war das Problem: Eine solche Herausforderung hatte sich noch nie gestellt. Und mit den Methoden, die der gängigen Medizin zur Verfügung standen, war sie, wie schon gesagt, nicht zu bewältigen.

Also schickte die Sowjetunion ihre Emissäre aus … Wenn es irgendwo auf der Welt etwas gab, was wenigstens vom dahinterliegenden Prinzip her dazu dienen konnte, der schweren Aufgabe gerecht zu werden, der sich die sowjetische Raumfahrt gegenübersah, würde man es aufspüren. Irgendein übergeordnetes System, das die Gesamtheit aller menschlichen Organ- und Körperfunktionen umfasste …

Der Kosmonaut und Testpilot Igor Petrowitsch Wolk

(* 1937) war es dann, der schließlich fündig wurde. Von einer der »Spionagereisen« ins »kapitalistische Ausland«, die seit Ende der Siebziger-, Anfang der Achtzigerjahre unternommen wurden, um den Langzeitaufenthalt von Menschen im Weltall medizinisch möglich zu machen, brachte er eines der besprochenen Elektroakupunktur-Geräte mit. Ob er es direkt von Dr. Voll in Plochingen am Neckar hatte oder auf welche Weise es sonst in seine Hände kam, weiß ich nicht. Für den weiteren Verlauf der Geschichte spielt das aber auch keine größere Rolle.

Viel wichtiger ist, dass es den Forschern und Entwicklern in der Sowjetunion gelang, das Potenzial zu erkennen, das in der diagnostischen Seite der Elektroakupunktur lag. Nachdem sich alle bisher bekannten medizinisch-diagnostischen Kontrollverfahren den speziellen Anforderungen, die an sie gestellt wurden, nicht gewachsen gezeigt und sich auch keine anderen Möglichkeiten eröffnet hatten, räumten die für das Mammutprojekt Verantwortlichen der Elektroakupunktur nach Voll die größten Chancen ein, als Basis für das gesuchte Allroundinstrument dienen zu können.

Bis zu dessen Entwicklungsreife sollten noch ganze fünfzehn Jahre an dem Gerät gearbeitet werden, das schließlich den Namen *Prognos* erhalten sollte.

Denn in der Form, in der die Elektroakupunktur bisher angewandt wurde, war sie aus verschiedenen Gründen für den Praxiseinsatz noch nicht geeignet. Sie war zu kompliziert, zu schwerfällig und unhandlich (nach Voll wurden in den Anfängen zum Beispiel noch Hunderte von Akupunktur- sowie von ihm definierten anderen Punkten gemessen). Außerdem musste noch das Problem gelöst werden, wie man die Ergebnisse der im All vorgenommenen Messungen zwecks Auswertung an die Bodenstation übermitteln konnte. Dafür bedurfte es nicht zuletzt auch einer rechentechnischen Lösung.

Der entscheidende Schritt in der Fortentwicklung der ursprünglichen Elektroakupunktur bestand in der Abkehr von den vielen einzelnen Messpunkten. An deren Stelle begannen sich die russischen Forscher und Entwickler vermehrt für die Meridiane selbst zu interessieren, also jene im alten China beschriebenen unsichtbaren Energieleitbahnen. Den zwölf Hauptmeridianen auf beiden Körperseiten sowie den Verbindungen, die sie zu bestimmten Funktionssystemen des Körpers unterhalten, kam dabei die größte Bedeutung zu.

Endlich war es also gefunden: ein übergeordnetes körpereigenes Informationssystem, das zu jeder Zeit Auskunft über das aktuelle Gesamtgeschehen im Organismus der Kosmonauten im All erteilen konnte. Das Meridiansystem – von den Chinesen schon vor Jahrtausenden intuitiv erfasst – barg die Lösung.

Mit einem enormen technischen, rechnerischen und nicht zuletzt auch finanziellen Aufwand wurde das *Prognos*-Diagnosegerät schließlich entwickelt und experimentell an Tausenden von Probanden getestet, unter den verschiedensten Gesichtspunkten, auch unter den simulierten Bedingungen der Schwerelosigkeit. In seinen wesentlichen Zügen entsprach es bereits dem heute (unter anderem bei uns im Vital-Therapiezentrum in Oberstaufen) verwendeten computergestützten Meridianscreening.

Das Hirnschmalz von vierhundert Forschern soll in die

Entwicklung eingeflossen sein, und angesichts der Tatsache, dass es sich bei der Gesundheit der Kosmonauten an Bord der *Mir* buchstäblich um eine Haupt- und Staatsaktion handelte, scheint mir diese Behauptung nicht übertrieben. Denn wenn einer der Männer bei seinem Aufenthalt im All ernsthaft erkrankt oder gar verstorben wäre … die Folgen für das Renommee der UDSSR wären nicht auszudenken gewesen, ganz abgesehen von der damit verbundenen menschlichen Tragödie.

Meine Skepsis begann sich zu legen und einer gesunden Portion Euphorie zu weichen.

Nicht, dass ich der Sowjetunion je besonders positiv gegenübergestanden hätte, ganz im Gegenteil. Doch die Rechnung, die ich aufmachte, war eine sehr simple, pragmatische, aber vor allem, wie ich auch immer noch finde, realistische: Für die russischen Forscher und Entwickler hatte viel zu viel auf dem Spiel gestanden, als dass sie sich ein Scheitern hätten leisten können. Sie waren zum Erfolg verdammt. Das von ihnen ausgearbeitete System der Gesundheitsüberwachung *musste* einfach funktionieren. Ungeachtet der Tatsache, dass ich bis zu Roberts Besuch noch nichts davon gehört hatte. Und auch das ergab plötzlich Sinn: Die Sowjets mögen ja, was Industrie- und Forschungsspionage betraf, nicht zimperlich gewesen sein, in Bezug auf ihre eigenen technologischen Fortschritte aber waren sie andererseits immer peinlichst auf Diskretion bedacht. Da befleißigten sie sich also durchaus einer gewissen Geheimniskrämerei. Und zunächst einmal hatte sich daran auch nach dem Zusammenbruch des Staatssystems nicht allzu viel verändert. Das kam erst später, mit der verstärkten Öffnung Richtung Westen.

Belastungstest im Weltraum

Nachdem *Prognos* – Gerät, Messsonde und Software – auf der Erde unter den verschiedensten Aspekten im Wortsinn auf Herz und Nieren geprüft worden war, stand der neuen Diagnostik der Praxistest im Weltraum bevor. Und auch diese Nagelprobe scheint sie mit Bravour bestanden zu haben.

Besonders zwei Namen werden auch heute noch mit den ersten *Prognos*-Modellen verbunden: Prof. Vladimir Zagriadski, der wissenschaftliche Leiter des gesamten Projekts, und der promovierte Mediziner Waleri Wladimirowitsch Poljakow (* 1942), seines Zeichens zudem Kosmonaut. Für die Entwicklung und Erprobung von *Prognos* war er unverzichtbar.

Von Anfang an gehörte Poljakow zum Kreis der für einen langen Aufenthalt auf der *Mir* vorgesehenen Kandidaten. Und er war auch von Anfang an führend in die Entwicklung von *Prognos* eingebunden. Kein Test, keine Messung, denen nicht auch er sich unterzogen hätte.

Poljakows Gesundheitszustand war exzellent. Und irgendwann lagen genügend Vergleichsparameter mit herkömmlichen Untersuchungsergebnissen vor, die es erlaubten, ihm eine Art *Prognos*-Pass auszustellen, aus dem sein individueller energetischer Norm- = Gesundheitszustand klar hervorging. Sollten die Messungen, die er später auf der *Mir* an sich selbst oder seinen (unter anderem französischen) Astronautenkollegen vornahm, besorgniserregende Abweichungen von diesem Standard ergeben, würde ihm die Bodenstation sofort Anweisungen erteilen, was er tun musste, um die Balance im Energiehaushalt des Betreffenden wiederherzustellen und entsprechende Gegenmaßnahmen zu ergreifen. Es gibt ein sehr witziges Foto, das Poljakow mit so etwas wie einer Akupunktur-Pistole an der Schläfe zeigt: Da hatte er Kopfschmerzen und führte sich, weil Medikamente unter den Bedingungen der Schwerelosigkeit nicht halfen wie auf der Erde, selbst Energie zu.

1996 wurde Waleri Poljakow im amerikanischen Alamogordo (Bundesstaat New Mexico) in die *International Space Hall of Fame*, die Ruhmeshalle der internationalen Weltraumfahrt, aufgenommen. Denn er hatte einen Weltrekord aufgestellt: Mit 437 Tagen, 17 Stunden und 58 Minuten hatte er sich 1994/95 länger im Weltraum aufgehalten als jeder andere Mensch zuvor. Und was von der internationalen Öffentlichkeit am interessiertesten zur Kenntnis genommen wurde: Er verließ die Landestation gehend. Nach so einer langen Zeit in der Schwerelosigkeit. Bis zu diesem Moment hatte man das für unvorstellbar gehalten.

An dieser Meridiandiagnose musste also einfach etwas dran sein!

Wenn das alles so stimmte – und ich fand immer weniger Grund, daran zu zweifeln –, konnte es sich bei der computergestützten Meridiandiagnostik, die mir Robert Bresan damals in Oberstaufen vorstellte, keinesfalls um das Fantasieprodukt eines Irregeleiteten handeln. Technisch verstand ich zwar nicht so recht, wie das Verfahren funktionieren sollte (und, ehrlich gesagt, tue ich das vollumfänglich auch heute noch nicht), eine praktische Erprobung bei uns im Therapiezentrum aber schien es mir allemal wert zu sein.

Und sonst so?

Robert und ich unterhielten uns an diesem Nachmittag natürlich nicht nur über Meridiane und alles, was damit zusammenhängt, sondern auch über jene beiden Aspekte unserer Vergangenheit, die wir teilten: Zum einen das – wenn auch sehr unterschiedlich gelagerte – Interesse an Gesundheit beziehungsweise Heilung. Und zum anderen die DDR.

Während Robert seinen Weg in diesem Staat gegangen war, bis er (der Staat) sich von selbst erledigte, hatte ich dem ehemals »anderen« Teil Deutschlands bereits 1960 den Rücken gekehrt – als mehr oder weniger offizielle »Kräuterhexe«. Denn zusammen mit meinem Mann führte ich seinerzeit in Bautzen eine der, wenn nicht *die* größte Drogerie der DDR. Fünfzehntausend Artikel hatten wir im Angebot, fungierten teilweise auch als eine Art Zwischenhändler für die Industrie. Und während der Gatte sich überwiegend um diese staatstragenden Geschäfte kümmerte, nahm ich mich der Heilung und Gesunderhaltung unserer Kundschaft an.

Ich schaffte beinahe alles heran, was man mittlerweile ganz selbstverständlich in Reformhäusern und dem rezeptfreien Teil der Apotheke kaufen kann. Denn krankheitslindernde beziehungsweise gesundheitsfördernde Natur- oder gar Wellness-Produkte, wie man sie heute kennt, gab es ja in Deutschland nach dem Krieg nicht. Und in »unserem« Teil noch weniger als im Westen.

Also ging ich in die Wälder und auf die Wiesen, von denen es rund um Bautzen praktischerweise eine Menge gab, pflückte Kräuter und andere Heilpflanzen, trocknete sie – oft wurden sie noch so richtig traditionell gepresst, in dicken Folianten –, stellte nach alten, überlieferten Rezepten eigene Teemischungen zusammen, rührte Salben und Tinkturen an, mit anderen Worten: Auf eigene Faust avancierte ich zu einer Art Naturapothekerin, die in vielen Fällen Rat wusste, die nicht nach der Intervention eines Arztes verlangten. Denn eines wusste ich aus Erfahrung: So ziemlich gegen jede Krankheit ist ein Kraut gewachsen.

Und was die herkömmlichen chemischen Medikamente anging, war ich ohnehin eher zurückhaltend. Sicher, was muss, das muss. Aber im Zweifel ist weniger immer mehr.

Mein Wissen um die Heilkraft der Natur und meine natürliche Sensibilität für alles Heilende waren das größte – und im Grunde auch einzige – Kapital, das ich mitnahm, als wir in den Westen gingen.

In Frankfurt am Main, wo wir zunächst wohnten, weil mein Mann dort in der Nähe eine gute Position in einem Pharmaunternehmen gefunden hatte, lag dieses Kapital erst einmal eine Weile brach. Obwohl: Im Grunde stimmt das so gar nicht, eigentlich verzinste es sich sogar enorm. Denn als baldige Mutter zweier zauberhafter Söhne, die, wie die meisten Kinder, in ihren ersten Lebensjahren häufig kränkelten, fand sich mehr als reichlich Gelegenheit für fiebersenkende Quarkwickel, verdauungsregulierende Tees und dergleichen.

Um es kurz zu machen: Die Jahre gingen ins (Hessen-) Land, die Kinder wurden größer, wir folgten dem beruflichen Weg des Gatten, der nicht nur im Hinblick auf die Karriere höher führte, sondern auch landschaftlich. Wir zogen ins Allgäu, zunächst nach Lindenberg, später nach Oberstaufen.

Als dann die Kinder aus dem heraus waren, was man unbegreiflicherweise »das Gröbste« nennt, suchte ich nach einer neuen Aufgabe. Als an der Schlossbergklinik in Oberstaufen eine Stelle frei wurde, griff ich ohne Zögern zu.

Ein Kreis begann sich zu schließen. Mein Interesse an allem, was heilt, war wieder neu aktiviert.

Lebensgeschichtlich möchte ich die Zeit in der Klinik, die sich auf die onkologische Nachsorge von Krebspatienten spezialisiert hatte, um keinen Preis missen, denn ich hatte das große Glück, dort auf Vorgesetzte zu treffen, die mich in jeder Hinsicht förderten – vor allem dadurch, dass sie aus ihrem medizinischen Fachwissen keine streng gehütete Geheimsache machten. Besonders mit einem Arzt und einer Ärztin ergaben sich bald sogar Verbindungen, die weit übers rein Dienstliche hinausgingen. Sie verfügten beide über reiche Erfahrungen mit Akupunktur. Frau Dr. G. hatte sie in Österreich gelernt, bei keinem Geringeren als Johannes Bischko, dem »Vater« der Akupunktur im deutschsprachigen Raum, wenn man so will, und Herr Dr. B. vor seiner Flucht in der früheren ČSSR.

Als ich an jenem Nachmittag mit Robert Bresan Kaffee trank und wir uns von unserer jeweiligen beruflichen Entwicklung erzählten, kam mir auch wieder zu Bewusstsein, wie oft ich mit den beiden in der Teeküche zusammengesessen und über die Schicksale unserer zum Teil noch blutjungen Patienten gesprochen hatte. Wenn es damals schon so etwas gegeben hätte wie das Meridianscreening, ging mir durch den Kopf, beziehungsweise wenn dieses Diagnoseverfahren Bestandteil der normalen ärztlichen Praxis gewesen wäre … nicht auszudenken, bei wie vielen von ihnen es vielleicht gar nicht erst zum Ausbruch dieser fürchterlichen Krankheit hätte kommen müssen.

1986 beschlossen mein Mann und ich, am Ortsrand von Oberstaufen ein geräumiges Haus zu bauen und aus der Mietwohnung auszuziehen, in der wir bislang mit den Kindern gelebt hatten. Für mich sollte damit ein ganz neuer Lebensabschnitt beginnen. Denn ich ließ mich zur »Packerin« ausbilden und verwandelte zwei Etagen unseres Hauses in eine kleine Schroth-Kurklinik.

»Schroth«, eine Entschlackungskur, die auf einer bestimmten Ernährungsweise in Verbindung mit allmorgendlich verabreichten feuchtkalten Leibwickeln zur Entgiftung besteht (deshalb das »Packen«), war damals in Oberstaufen der ganz große Hit (und natürlich ist unser Ort auch heute noch dafür berühmt).

Doch mein Angebot im »Landhaus Christl« beschränkte sich schon bald nicht mehr auf das klassische Schroth-Programm. Denn die Menschen, die zum Kuren zu uns kamen, taten das ja nicht aus Jux und Dollerei (oder nur, um schlank zu werden), sondern litten unter ernsthaften Beschwerden: Neurodermitis, Rheuma, Migräne, Schwindel – und besonders viele von ihnen klagten über quälende Geräusche im Ohr.

Die Schroth-Kur allein würde ihnen auf Dauer nicht helfen können.

Also fing ich an, mich sehr intensiv mit dem Thema Tinnitus zu beschäftigen. Und ganz allmählich nahm das Gestalt an, was später als unsere »Vitaltherapie« bekannt wurde. Ich gab das »Landhaus Christl« in der alten Form auf und gestaltete es zu einem ambulanten Therapiezentrum unter ärztlicher Leitung um.

Ich engagierte Doktoren, die die Patienten akupunktierten, ließ mich in die Vorzüge der Sauerstoff-Mehrschritt-Therapie einführen, nahm in der Schweiz Kontakt mit dem Hersteller der weltbesten Softlaser-Geräte auf ...

Und irgendwann kam dann Robert.

Und mit ihm die Meridiandiagnostik.

ZWEI
Ein bioenergetisches Diagnosetool und wie man damit umgeht

»Seit ich mich habe messen lassen, interessiere ich mich viel mehr für meinen Körper als früher. Und kümmere mich auch besser um ihn. Wie das alles zusammenhängt – unglaublich! Davon hab ich vorher nie etwas geahnt.«
Herbert F. (79), ein Patient von uns

»Die Methode funktioniert – was will ich mehr? In dieser Hinsicht bin ich ganz Chinese ...«
Eine Anwenderin der Meridiandiagnostik, die an dieser Stelle lieber (noch) nicht namentlich genannt werden möchte

Dr. med. Robert Bresan, mein alter Freund aus Kindertagen, hatte mich überzeugt. Na ja, zumindest so weit, dass ich bereit war, der Meridiandiagnostik bei uns im Vitalzentrum eine Chance einzuräumen.

Zwei Überlegungen hatten den Ausschlag gegeben. Die eine war die bereits erwähnte: Bei all der experimentell und in der Praxis bewährten Forschungsarbeit, die in diese Methode eingeflossen war, konnte sie nicht völlig auf den Holzweg führen. Aber was viel schwerer wog: Da gab es die Aussicht, mit ihrer Hilfe Dingen auf die Spur zu kommen, die es uns ermöglichen würden, ein Phänomen wie den Tinnitus besser verstehen und somit auch besser behandeln zu können.

Mit unserer Vitaltherapie, hatte Robert gesagt, seien wir schon auf dem richtigen Weg, aber es gehe eben noch gezielter, noch individueller.

Ich schärfte es mir selbst immer wieder ein: Mithilfe der neuen bioenergetischen, der Meridiandiagnostik würden wir uns ein bedeutend umfassenderes Bild verschaffen können – ergänzend zu dem immer gleich lautenden Etikett »Tinnitus«, das letztlich nichts als ein Symptombild beschreibt. Und hinter jedem Symptom steckten mitunter viele sogenannte Mitursachen, oft ganz unterschiedlicher Natur. Hohe Schadstoffbelastung, eventuell ein Kieferproblem, ein toter Zahn, Stress, Überarbeitung, Kummer, eine Blockade im Halswirbelbereich ... insgesamt gibt es so viele Ursachenmuster wie Tinnitus-Kranke, man muss nur wissen, wie man sie herausbekommt. Und wenn es dazu reichen würde, die Sprache der Meridiane zu entziffern ...

Aber das, so hoffte ich, sei gar nicht so kompliziert, wie es sich anhöre. Wir hier in Oberstaufen müssten das Verfahren ja schließlich nicht neu erfinden. Wir müssten es nur zu nutzen lernen.

Was geschieht, wenn ein Universum Schnupfen bekommt – eine Geschichte zum besseren Verständnis

Stellen wir uns also vor, jeder Mensch sei ein eigenes kleines Universum. Dieses steht in unaufhörlichem Austausch mit dem »großen« Universum, seiner Umwelt, aber auch mit anderen Universen, den Mitmenschen.

In jedem dieser Universen nun gibt es viele interessante

Dinge zu bestaunen, und bewundernswürdige Prozesse spielen sich darin ab. Da sind zum Beispiel Fabriken, wir könnten sie versuchsweise »Organe« nennen, in denen unzählige Mitarbeiter (»Zellen«) zuverlässig ihre ganz speziellen Aufgaben erfüllen. Da wird produziert, zwischengelagert, die einen organisieren schon die Weiterverarbeitung, während die anderen den Abtransport planen. Kurz, in diesem Universum tut jeder verlässlich das, wofür er da ist. Tag für Tag, Sekunde für Sekunde, auch wenn sich das Universum schlafen legt. (Denn selbst Universen brauchen ihre Ruhe, aber das macht gar nichts, dann übernimmt die Nachtschicht.)

Nun wird in unserem Universum aber natürlich nicht bloß produziert und gepennt. Da wird auch viel kommuniziert, ja, man könnte beinahe sagen, das Meiste, was in so einem Universum vor sich geht, einem menschlichen zumal, ist der Austausch von Informationen. Alle sind immer über alles unterrichtet, was sich gerade abspielt. Dafür aber braucht es geregelte Bahnen, Verkehrskanäle ganz unterschiedlicher Art. Sie wissen schon: »Großhirn an Zunge: Zwei Bier bestellen.« (Otto Waalkes in seinem unvergesslichen Sketch *Der menschliche Körper*).

Von diesen Verkehrswegen sehen nur ganz wenige aus wie Einbahnstraßen, und diese auch nur auf den ersten Blick. Eigentlich fällt mir im Moment lediglich die ein, die benutzt wird, wenn das Universum Hunger hat und sich Energie aus Nahrung zuführt. Da geht's bekanntlich oben rein und unten raus. Die meisten anderen Verkehrs-, Kommunikations- beziehungsweise Informationswege aber sind etwas unübersichtlicher angelegt, das Nervensystem beispielsweise oder das Ensemble der Lymphbahnen. Doch besonders gut vertreten scheint in unserem Universum die Kreisform. Ich sage nur: Blutkreislauf, der heißt ja schon so, und das aus gutem Grund.

Zu den rundläufigen Verkehrswegen, die unser wunderschönes, staunenswertes Universum überhaupt erst zu dem machen, was es ist, gehört auch ein engmaschiges Netz aus Verbindungswegen, das wir das Meridiansystem nennen und das man sich vielleicht am besten als eine Landschaft vorstellt, die sich aus insgesamt an die siebzig Bächen, Flüssen und Strömen zusammensetzt, welche auf ganz bestimmte Art und Weise miteinander verbunden sind. Im Mittelpunkt dieses Meridiannetzes liegen die vierundzwanzig Hauptströme, die das Universum beidseitig symmetrisch durchfließen.

Das Problem ist nur: Man kann zwar in diesen Strömen baden, sehen aber kann man sie mit bloßem Auge nicht. Und so gibt es immer wieder Mituniversen, die behaupten, es gebe sie gar nicht. Die meisten dieser Mituniversen sind übrigens von weißer Hautfarbe und tragen ebenso kalkige kittelförmige Uniformen. Oft schwenken sie triumphierend (mitunter sogar ein wenig bedrohlich) ein Reagenzglas in der Hand und rühmen sich hochnäsig, »Universen der Wissenschaftlichkeit« zu sein.

In unserem Universum gibt es aber nicht nur Fabriken und Informationswege, da herrschen auch Regeln, an die sich jeder halten muss. Diese Regeln unterscheiden sich geringfügig von Fabrik zu Fabrik, von Mitarbeiter zu Mitarbeiter, aber im Prinzip sind sie alle der einen, der obersten Regel untergeordnet, und diese lautet: *Harmonie. Gleichklang. Balance.* Es muss alles laufen wie geschmiert. Solange das ganze Gefüge hübsch ausgewogen bleibt, kann unser Universum wachsen, blühen und gedeihen. Es ist rundum gesund. Die Flüsse fließen in den Bahnen der Meridiane – alles schick.

So weit der Idealzustand. Der aber ist keineswegs immer gegeben. Das Gegenteil trifft die Wahrheit viel besser: Das wünschenswerte Gleichgewicht des Universums wird eigentlich immerzu bedroht, und zwar von allen Seiten. Zum Beispiel von den Mituniversen, die Ärger machen oder sich als Boss aufspielen. Dann wird das Universum traurig, zornig oder einfach nur sauer. Jedenfalls verliert es vorübergehend die Balance, wenn auch nur ein wenig. Einzelne Fabriken geraten kurzfristig mit der Produktion in Rückstand, auf den Verkehrs-, Kommunikations- und Informationswegen kommt es einen Moment lang zu Staus, der ansonsten so ruhig dahinfließende Blutkreislauf gerät unter Druck, die Meridiane melden Unruhe. Doch glücklicherweise ist das Universum ziemlich strapazierfähig. Es kann sich ganz gut selbst regulieren – man spricht in diesem Zusammenhang auch von Selbstheilungskräften – und findet bald zu seinem natürlichen Gleichgewicht zurück. Der Blutdruck normalisiert sich, in den Strömen der Meridiane kehrt wieder Ruhe ein. Das Universum schüttelt sich einmal und hat den Angriff auch schon abgewehrt.

Doch was, wenn nicht nur die fiese Attacke eines Mituniversums zu parieren ist, sondern gleichzeitig noch weitere Bedrohungen auftreten? Unzuträgliches Wetter womöglich, das von außen kommt, aus dem »großen Universum«, der Umwelt? Oder irgendein kleiner Unfall, der Aufprall eines Meteoriten (beziehungsweise was immer es sonst sein mag, das dazu führen kann, dass so ein Universum – bei aller Balance – nicht ganz in Topform ist, ein Bauchnabelpiercing vielleicht …). Dann holt sich das Universum womöglich einen Schnupfen. Und es kann noch von Glück sagen, wenn nichts Schlimmeres daraus wird. Es mobilisiert alle Kraft, die es aufzubringen vermag, um auch diesen Angriff zurückzuweisen und sich zu schützen. Dazu erhöht es seine Temperatur – bekommt Fieber –, hustet und schnieft. Ganz matt wird es, weil alles auf Abwehr programmiert ist. Sollte dann aber noch irgendeine Kleinigkeit hinzukommen, und sei es auch nur, dass es keine Nachtruhe findet, verliert es mehr und mehr die Balance. Die Selbstregulation des Systems schwächelt. Es gerät in Gefahr, richtig krank zu werden.

Nun funkt unser Universum SOS. Und das tut es zunächst einmal durch seine Meridiane. Jede Irritation, die auftritt, findet ihren Niederschlag im zarten, sensiblen Gefüge der Leitbahnen, von denen das Universum Mensch durchzogen wird. Dies geschieht lange bevor Schmerzen oder andere sogenannte Symptome auftreten, bevor andere Verkehrswege blockiert sind oder Fabriken ernstlich anfangen, ihren Dienst einzustellen. Und wenn es dann jemanden gibt, der die Signale und Informationen aus dem Meridiansystem rechtzeitig zu entschlüsseln vermag und dem Universum zur Hilfe kommt, kann sich immer noch alles zum Guten wenden.

*

2000 also beschloss ich, dass wir es mit der Meridiandiagnostik versuchen würden. Zunächst auf Probe. Dabei war ich mir durchaus bewusst, dass die Methode von der Schulmedizin nicht anerkannt wurde, weil sich ihre Stichhaltigkeit mit den gängigen Mitteln der Naturwissenschaften nicht nachweisen ließ. Anwenden durften wir sie aber natürlich, denn die Apparatur, derer wir uns dazu bedienten, war ordnungsgemäß als Medizinmittel zugelassen. Von dieser Seite her gab es also keine Bedenken. Und als klassische Arztpraxis hätten wir ohnehin nie auch nur mit dem Gedanken gespielt, auf die Therapie- und Diagnosemöglichkeiten zu verzichten, die die westliche Heilkunst kennt. In dem neuen Verfahren sahen wir vielmehr eine geradezu ideale Ergänzung.

Denn wie die anderen energetischen Ansätze in der Gesundheitsförderung und -erhaltung hatte auch dieser seine Stärken genau dort, wo die Welt der etablierten Medizin häufig schwächelte. Dies galt – und gilt – aber genauso umgekehrt: Bei akuten, gar lebensbedrohlichen Krankheiten bietet die breit verzweigte naturmedizinisch orientierte Schulmedizin mit dem gesamten Arsenal der Labordiagnostik und ihren spitzen, scharfen chemisch-therapeutischen Waffen vielfach die beste Heilungschance. Man mag das bedauern, aber es ist nun mal so. Jedenfalls bis auf Weiteres.

Deshalb würden wir beim geringsten Verdacht niemals zögern, eine Überweisung zum Facharzt auszustellen. Und zwar lieber eine zu viel als eine zu wenig. Sicher ist sicher.

Denn hierzulande ist die Medizin, wie sie von der Mehrheit der Ärzte und Ärztinnen ausgeübt wird, nun mal der Standard, hinter den man keinesfalls zurückfallen darf. Und deshalb tun wir im Vitalzentrum alles, um dies zu verhindern. Keine(r) von uns würde es sich verzeihen können, einen Patienten, der akut an einer ernsthaften Krankheit leidet, nicht in fachärztliche, gegebenenfalls auch stationäre Mit- und Weiterbehandlung gegeben zu haben.

Man muss auch seine Grenzen kennen. Für mich ist das eine Selbstverständlichkeit. Ob dies genauso für die Welt der blütenweißen Offizialkittel gilt … diese Frage steht auf einem anderen Blatt. Auch von ihr würde ich mir natürlich eine solche Einsicht und Offenheit wünschen (die Einzelne jedoch, was ich gern einräume, durchaus schon an den Tag legen).

Denn das Versagen, die schiere Hilflosigkeit, mit denen die Schulmedizin so vielen Erkrankungen, funktionellen Störungen und all den als »unheilbar« geltenden chronischen Beschwerden begegnet, war und ist es doch überhaupt, die ergänzende Ansätze erst so gefragt macht.

Aus unserer eigenen Praxis können wir ein Lied davon singen: von der Verzweiflung der »Austherapierten« und der Hoffnung, mit der sie bereit sind, sich auch noch an den letzten Strohhalm zu klammern.

*

Nachdem wir das Meridian-Diagnosegerät bestellt und erhalten hatten, kam Robert Bresan wiederholt nach Oberstaufen, um uns alles zu erklären, nicht zuletzt, wie die Messungen der Meridiane zu erfolgen hätten und was wir dabei beachten müssten. Es stellte sich bald heraus, dass das gar nicht so besonders viel war: Es durfte keine hektische Atmosphäre im Untersuchungsraum herrschen, der Patient sollte erst einmal kurz zur Ruhe kommen und außerdem, so jedenfalls handhaben wir es mittlerweile, alle Schmuckstücke ablegen, die er auch in der Nacht nicht am Körper trägt.

Die eigentlichen Messverfahren – es müssen immer mehrere pro Sitzung sein – sind dann denkbar einfach.

Die Apparatur, die wir da testeten, bestand im Grunde nur aus dem eigentlichen Messgerät, einem Kästchen, das entfernt an einen kleinen Heizlüfter erinnert, und der Computersoftware, einer unscheinbaren CD, die es aber in sich hat!

Um Messgerät und Rechner miteinander, vor allem aber mit dem Patienten zu verbinden, wird eine Art Manschette dazwischengeschaltet, die sich der Patient ums linke Handgelenk legt. Und dann gibt es noch den gefederten Metallstift, mit dem die Messungen vorgenommen werden.

Diesen Griffel, der nicht viel länger und dicker ist als ein besserer Kugelschreiber, legen wir nacheinander an die vierundzwanzig End- beziehungsweise Anfangspunkte der Haupt- oder auch Organmeridiane genannten Energiebahnen. Diese befinden sich, wie bereits angedeutet, unmittelbar neben den Finger- respektive Fußnägeln, noch präziser ausgedrückt: am Nagelfalz. Aus der Akupunktur sind diese topographisch eindeutig definierten Stellen auch als Tsingpunkte bekannt.

Immer wenn wir einen von ihnen exakt getroffen haben, gibt das Messgerät ein zustimmendes Piepen von sich. Die erste Messung ist schon in vollem Gange. Und den Rest macht der Computer.

Jedenfalls bis auf Weiteres.

Heute fragen wir Patienten, die zum ersten Mal zu uns kommen, zunächst meistens gar nicht mehr nach ihren Beschwerden, sondern nur noch nach dem Alter (das braucht der Computer, um korrekt arbeiten zu können). Denn wir ziehen es vor, uns ein möglichst unvoreingenommenes Bild zu machen.

Es mag sein, dass sich die Patienten wundern, wenn wir sie zwar freundlich begrüßen, dann aber nichts über ihr gesundheitliches Befinden erfahren möchten. Doch sie äußern es unserer Erfahrung nach praktisch nie. Ich habe sogar fast immer den Eindruck, dass es sie in gewisser Weise entlastet, einen Moment lang uns die Verantwortung überlassen zu können. Außerdem brauchen sie so auch nicht zu fürchten, bei der Beschreibung ihrer Beschwerden nicht die richtigen Worte zu finden oder – schlimmer noch – irgendetwas Wichtiges zu vergessen, was den ganzen Prozess der Diagnose hinfällig machen könnte.

Nach der Begrüßung erklären wir also lediglich, was in den nächsten Minuten geschieht – dass es nicht wehtut und für den Organismus völlig unschädlich ist.

Wenn wir mit dem ersten Durchgang fertig sind, reichen wir dem Patienten ein Glas mit Wasser und bitten ihn, ein paar Schlucke daraus zu trinken.

Unmittelbar danach führen wir die zweite Messung durch. Diese beiden aufeinander folgenden Schritte sind wichtig, um den »wahren« energetischen Zustand des Patienten zu ermitteln. Denn die erste Messung zeigt bloß den sogenannten kompensierten Zustand an. Die durch das Wassertrinken bewirkte Energiezufuhr stellt bereits eine gewisse Provokation des Körpers dar, die seine Selbstregulation kurzfristig außer Kraft setzt und den »dekompensierten« Zustand messbar macht. Die zweite Messung ist also eine Art »Belastungstest«. Um die gewünschte Provokation zu erzielen, kann man auch andere Methoden verwenden, zum Beispiel einen bestimmten Punkt ganz oben auf dem Kopf anregen: mit einer Akupunkturnadel oder auch durch wenige kreisförmige Streichbewegungen mit den Massagestiften eines Biokamms. Aus beiden Ergebnissen sowie dem einer dritten (»Kontrollmessung«) und dem Vergleich der Resultate können wir uns dann ein erstes Bild machen.

Wenn diese Messungen abgeschlossen sind, besteht auch Gelegenheit, dem Patienten mehr über die Methode zu erzählen. Wie sie ursprünglich für den Weltraum erdacht wurde und dass sie seither so überarbeitet wurde, dass sie sich für die Verwendung in Arztpraxen eignet. Dass das Ganze auf den bewährten Erkenntnissen der alten chinesischen Medizin beruht. Dass die zwölf Hauptmeridiane, die der Mensch an jeder Körperseite hat, einen geschlossenen Kreislauf bilden. Und dass dieses System von Energieleitbahnen verlässlich über alle Organe, Funktionssysteme und Strukturen Auskunft erteilt, genauso aber auch über die Psyche, weil all das im Körper eng miteinander verbunden ist. Ferner erläutern wir, dass uns das Diagramm, in dem die ersten drei Messungen übereinander projiziert sind, eine Art Schnappschuss der gegenwärtigen energetischen Befindlichkeit des Patienten darstellt, der auf eventuelle gesundheitliche Probleme und insbesondere auf versteckte oder sich anbahnende Störungen hinweist.

Wenn wir diese Grafik dann auf dem Computerbildschirm oder als Ausdruck vorliegen haben, können wir das Ergebnis mit dem Patienten besprechen. Er sieht selbst mit einem Blick, an welchen Stellen das Diagramm außergewöhnliche Ausschläge verzeichnet. Als weitere Orientierungshilfe gibt es die alters- und geschlechtsspezifische Normkurve für jeden der Meridiane, die auf unzähligen Vergleichsdaten beruht und ebenfalls vom Computer gezeigt wird.

Die Meridiane, die am meisten »abfallen«, wie wir sagen (damit wollen wir ausdrücken, dass sie am meisten von der Normlinie abweichen, sei es nach oben oder nach unten), sind dann auch die, an denen die weitere diagnostische Arbeit ansetzt. Bemerkungen wie »Eijeijei, da fällt aber die Lunge ab« (oder der Magen oder welcher der Meridiane auch immer) versuchen wir uns allerdings nach Möglichkeit zu verkneifen, weil sie dem Patienten unnötig Angst einjagen. Außerdem muss die Störung des Energiehaushaltes an dieser

Stelle gar nicht unbedingt etwas mit dem genannten Organ zu tun haben.

Auf die einzelnen Meridiane komme ich später noch ausführlich zu sprechen. Hier nur schon einmal der Hinweis: Die jeweiligen Energiebahnen tragen mit einer Ausnahme (dem »Kreislauf«) alle den aus der traditionellen chinesischen Medizin überlieferten Namen. Auch damals schon bezeichneten sie nicht in erster Linie ein Organ, sondern einen sogenannten Funktionskreis. Von ganz ähnlichen, teilweise jedoch präzisierten Zuordnungen gehen auch wir aus. Demnach gilt:

Tabelle Funktionskreis

Energieleitbahn der Lunge	wird dem Immunsystem zugeordnet
Energieleitbahn des Dickdarms	wird dem Lymphsystem zugeordnet
Energieleitbahn des Magens	wird der pH-Regulation, dem Säure-Basen-Haushalt zugeordnet
Milz/Pankreasmeridian	wird dem vegetativen Nervensystem zugeordnet
Energieleitbahn des Herzens	wird der Gefühlswelt zugeordnet
Energieleitbahn des Dünndarms	wird der Psyche/Stimmung zugeordnet
Energieleitbahn der Blase	wird der Sexualität zugeordnet
Energieleitbahn der Niere	wird dem Flüssigkeits- und Elektrolythaushalt zugeordnet
Kreislaufmeridian (in der TCM Energieleitbahn des Herzbeutels oder Perikards)	wird Vitalität und Durchblutung zugeordnet
Meridian des Dreifach-Erwärmers (zumeist als 3E abgekürzt, bezeichnet in der TCM die drei »Höhlen« im Oberkörper)	wird dem Hormonell-Endokrinen zugeordnet
Energieleitbahn der Galle	wird dem Fettstoffwechsel zugeordnet
Energieleitbahn der Leber	wird dem Proteinstoffwechsel (= Eiweißstoffwechsel) zugeordnet

Zur Erinnerung: Es gibt jeweils zwei Hauptmeridiane/Energieleitbahnen desselben Namens, auf jeder Körperseite eine(n).

Es müssen jeweils beide gemessen werden, nicht zuletzt, weil eventuelle Differenzen schon interessante Rückschlüsse auf die Verteilung der Energie zulassen. Darüber hinaus können sich daraus aber auch erste Hinweise auf die Körperseite ergeben, an der eine Störung vorliegt.

Darum geht es ja immer: um den Grad der energetischen Ausgewogenheit, das Maß der Balance. Denn vergessen wir nicht: Jeder manifesten Gesundheitsstörung geht eine Phase des Ungleichgewichts im Energiehaushalt voraus. Gelingt es frühzeitig, diese dingfest zu machen und mit geeigneten Mitteln auszugleichen, kann verhindert werden, dass das Pendel in Richtung »Krankheit« ausschlägt. Und genau hier liegt einer der ganz großen Pluspunkte aller seriösen bioenergetischen Messverfahren (von denen es in der *energy medicine* mittlerweile so viele verschiedene gibt, dass es beinahe schon unmöglich ist, den Überblick zu behalten): in der Vorbeugung, der Prophylaxe. Darin, zu verhindern, dass Beschwerden überhaupt entstehen.

Ich stelle mir das Verhältnis von Gesundheit und Krankheit immer wie eine gerade, ununterbrochene Linie vor. Ganz links steht die Gesundheit, irgendwo rechts die Krankheit. Und ein gedachter Punkt markiert den jeweiligen Status. Je mehr dieser Punkt nach rechts wandert, desto größer wird die sich anbahnende Störung. Und je früher es gelingt, ihn auf diesem übergangslosen Kontinuum, der geraden Linie, wieder nach links zu verschieben, desto mehr stehen die Zeichen auf »Gesundheit«.

Woraus auch folgt, dass Gesundheit tatsächlich »steigerbar« ist, wie es die Verfassung der Weltgesundheitsorganisation WHO proklamiert. Darin wird Gesundheit nämlich als »ein Zustand vollständigen physischen, geistigen und sozialen Wohlbefindens« definiert, »der sich nicht nur durch die Abwesenheit von Krankheiten oder Gebrechen auszeichnet«. Anzustreben sei demnach das für den Einzelnen »bestmögliche Gesundheitsniveau«.

Zweifellos hat sich das Gesundheitsbewusstsein der Menschen in den letzten Jahren und Jahrzehnten erheblich gesteigert. Ganz allgemein gesagt, achten wir heute schon bedeutend intensiver als früher darauf, uns gesund zu ernähren, das Körpergewicht in medizinisch vertretbarem Rahmen zu halten, und wir bewegen uns auch mehr (versuchen es jedenfalls). Das sind schon einmal keine ganz schlechten Voraussetzungen für eine solche »Steigerung« der Gesundheit, was ihren physischen Aspekt betrifft. Aber was ist mit dem »geistigen und sozialen Wohlbefinden«?

Die traditionelle chinesische Medizin und genauso die Meridiandiagnostik kennen im Grunde keine Unterscheidung zwischen Physis und den anderen Aspekten der menschlichen Befindlichkeit. Der »Abfall« eines oder (was die Regel ist) mehrerer Meridiane hat meistens verschiedene Ursachen. Und es liegt ganz in der Kompetenz des jeweiligen »Lesers« der Kurvendiagramme, die Schwachpunkte richtig zu deuten. Wobei es durchaus zu Überraschungen kommen kann.

Ich erinnere mich zum Beispiel noch gut an eine Frau aus Österreich, die mit ihrer ganzen Familie zu uns kam, ihrem Mann und zwei Töchtern. Mutter hatte einen Presseartikel über uns gelesen und wollte einen mehrwöchigen Ferienaufenthalt im Allgäu nutzen, um alle »mal diagnostisch durchchecken« zu lassen. Das Ganze ist aber schon ziemlich lange her.

Wir nahmen die Messungen bei allen vier Personen vor, doch einige beiläufige Bemerkungen der Mutter deuteten darauf hin, dass es vor allem die ältere, etwa zehnjährige Tochter war, die den Eltern Sorgen bereitete. Mit der schienen sie irgendwie nicht so recht zufrieden zu sein. Das andere Mädchen dagegen, die Achtjährige, so mein erster Eindruck, entsprach mehr ihren Erwartungen. Sie war in der Schule leistungsstärker, wurde mir ungefragt berichtet, schien auch über eine bessere Auffassungsgabe zu verfügen. Und überhaupt ... Es könne gar nicht anders sein: Die Ältere leide bestimmt an einer bislang unentdeckten Krankheit.

All das versuchte ich aus meinem Kopf zu verbannen, während ich die Messungen an dem Mädchen vornahm. Als der Computer dann die ersten Diagramme zeigte, stellte ich fest, dass der Energieverlust bei der jungen Dame insgesamt keineswegs erwähnenswert aus der Altersnorm fiel. Das erleichterte mich schon einmal: Eine ernsthafte Erkrankung konnte demnach so gut wie ausgeschlossen werden. Zwei Meridiane allerdings tanzten ganz erheblich aus der Reihe, und zwar Niere und Blase. Was mochte es damit wohl auf sich haben?

Aufgrund des Alters erschien mir bei dem Mädchen sowohl eine Schädigung dieser Organe selbst als auch eine Störung der damit zusammenhängenden Funktionskreise (Sexualität beziehungsweise Flüssigkeits- und Elektrolythaushalt) eher unwahrscheinlich. Trotzdem unternahmen wir weitere Tests. Wie erwartet ergaben sie keinerlei Hinweise in dieser Richtung. Aber irgendetwas musste mit der Kleinen nicht stimmen, sonst wären die beiden Meridiane nicht so abgefallen. Ich stand vor einem Rätsel. Meine Güte, sie war noch ein Kind – und machte einen zwar etwas schüchternen, ansonsten aber kerngesunden Eindruck.

Schließlich beschloss ich, auf Nummer sicher zu gehen. Nach Absprache mit unserem leitenden Arzt rief ich eine befreundete Zahnärztin bei uns in der Nähe an, die durch die Zusammenarbeit mit uns schon etwas mit der Meridiandiagnostik vertraut war. Genau wie ich wusste sie, dass es einen Zusammenhang zwischen den Zähnen und bestimmten Organen beziehungsweise Energiebahnen gibt. »Hättest du kurzfristig einen Termin frei? Ich habe hier nämlich eine kleine Patientin, bei der Niere und Blase abfallen …«

»Dann soll ich also besonders auf die Schneidezähne schauen?«

»Genau.«

»Gut, schick sie gleich am Nachmittag vorbei, ich guck sie mir an.«

Unmittelbar nach der Untersuchung bekam ich telefonisch Bescheid. »Die Zähne sind vollkommen in Ordnung«, teilte mir die Zahnärztin mit.

Alles andere hätte mich auch gewundert.

»Aber weißt du, was der Kleinen fehlt?«, fuhr sie fort.

»Ehrlich gesagt: nein.«

»Das Kind braucht TROST«, rief sie so entschieden in die Sprechmuschel des Telefons, dass ich die Großbuchstaben, die sie verwendete, deutlich hörte.

Trost?

Als ich mir die Diagramme mit den Messergebnissen noch einmal anschaute, sah ich es auch. Vor lauter Sorge, eine körperliche Störung nicht richtig zu erfassen, hatte ich der Psyche des Mädchens zu wenig Beachtung geschenkt. Jetzt ergab alles einen Sinn, auch die Bemerkungen der Mutter. Allem Anschein nach zog sie ihre jüngere Tochter der älteren vor. Ihr erstes Kind hatte sie womöglich noch gar nicht gewollt. Und so war nicht auszuschließen, dass die Kleine schon vorgeburtlich einen »Knacks« bekommen hatte. Und energetisch zeigte er sich auch zehn Jahre später noch.

Was mich betrifft, so habe ich mir seither hinter die Ohren geschrieben, bei aller Gewissenhaftigkeit in puncto Physis die Betrachtung der Psyche unserer Patienten nicht zu vernachlässigen.

Man kann auf jeden Fall an dieser Geschichte ganz deutlich sehen: Jede Diagnose (gleich welcher Art) kann immer nur so treffsicher sein wie der Mensch, der sie stellt. Der aber kann glücklicherweise jederzeit hinzulernen und seine Kompetenz erweitern.

*

Ganz am Anfang haben wir die Methode an jedem getestet, der nicht bei drei auf dem Baum war oder doch zumindest fluchtartig die Praxis verlassen hatte. Wir brauchten Übung, mussten Erfahrungen sammeln. Und ehrlich gesagt, so ganz trauten wir dem Braten immer noch nicht. Die Möglichkeiten, die die Meridiandiagnostik zu bieten schien, waren einfach *zu* fantastisch, um wahr zu sein.

Zunächst nahmen wir uns, was nahelag, gegenseitig als Experimentierobjekte her, dann auch Familienangehörige, Freunde, Bekannte. Und wir konzentrierten uns, was ebenfalls nahelag, auf die Vergangenheit.

»Kann es sein, dass du mal eine Hepatitis hattest?« – »Es sieht so aus, als läge bei euch Diabetes in der Familie. Stimmt das?« – »Bist du mal von einer Zecke gebissen worden?« Über jedes »Ja«, das wir erhielten, freuten wir uns wie die Schneeköniginnen, zeigte es doch, dass wir auf dem richtigen Weg waren. Und, was viel wichtiger war: dass es klappte. Das Meridianscreening schien wirklich zu funktionieren. Mit seiner Hilfe war es allem Anschein nach tatsächlich möglich, dem Körper Geheimnisse zu entlocken, die der Kopf schon beinahe vergessen hatte. Oder auch *ganz* vergessen – aber das bekamen wir erst später heraus. Zu der Zeit hatten wir auch schon »Simulanten« anhand ihres Meridian-Energie-Bildes eindeutig zu erkennen gelernt.

Plötzlich entdeckten wir Zusammenhänge, die wir uns nie hätten vorstellen können. Und bekamen eine ganz neue Hochachtung vor dem unglaublich komplexen Wesen Mensch. Ein bisschen war es, als würden wir ihn ganz neu entdecken. Unser Blick weitete sich … und was wir sahen, brachte uns zum Staunen. Immer wieder. Daran hat sich bis auf den heutigen Tag auch nichts geändert.

Allerdings muss man dazu auch sagen: Früher waren wir ein stinknormales ambulantes Therapiezentrum in einem Kurort – mit der Betonung auf Therapie. Die Diagnostik spielte bei uns naturgemäß keine größere Rolle, im Grunde eigentlich gar keine.

Denn unseren Arbeitsalltag »vor den Meridianen« – und bald nahmen wir eine solche Zeiteinteilung tatsächlich vor – muss man sich ja so vorstellen: Die Menschen, die Patienten, die zu uns kamen, hatten in aller Regel schon einen sehr langen Leidensweg hinter sich. Und nun schleppten sie ihre »Diagnose« mit sich herum wie einen ungeliebten Vornamen. Bei uns in der Praxis lautete dieser meistens »Tinnitus«,

»Schwindel« oder »Schwerhörigkeit«. (Es hätte genauso gut Migräne, Neurodermitis, Rheuma sein können, aber wir hatten uns nun einmal auf »die Ohren« spezialisiert.) Und das Einzige, was wir bis dato getan hatten, war, diese Patienten nach einer Untersuchung durch unseren leitenden Arzt mit unseren Mitteln zu behandeln.

Und darüber, dass uns das auch früher schon, also »vor« den Meridianen, mit erstaunlichem Erfolg gelungen ist, freue ich mich insgeheim immer noch. Besonders gut erinnere ich mich an den Schrei der alten Dame. Sie war weit über achtzig und seit vielen, vielen Jahren praktisch taub. Während einer der Behandlungen, von denen sie bei uns schon einige gehabt hatte, zogen dicke Wolken am Himmel auf. Die alte Dame lag auf der Liege, mit der Sauerstoffmaske über Mund und Nase, und wusste von nichts, als sie plötzlich diesen markerschütternden Schrei von sich gab, den ich bis heute nicht vergessen habe. Ich rannte sofort zu ihr, besorgt, ob sie sich womöglich etwas getan hatte. »Was ist denn los, Frau S.?«

Aber es war bloß der Schreck. Zum ersten Mal seit einem halben Leben hatte die alte Dame wieder einen Gewitterdonner gehört.

Das war natürlich ein besonders spektakulärer Erfolg, für den ich wirklich dankbar bin.

Seit wir aber begonnen hatten, uns in die Welt der Meridiane und ihrer Sprache einzuarbeiten, eröffneten sich uns plötzlich – buchstäblich – ganz neue Perspektiven. Wie es so ist, wenn sich der Blick weitet.

*

Kennen Sie die Parabel von den fünf blinden Gelehrten, die von ihrem König nach Indien geschickt werden, damit sie für ihn herausfinden, was unter einem Elefanten zu verstehen sei? Der eine Blinde berichtet bei der Rückkehr, ein Elefant müsse wohl so etwas Ähnliches sein wie eine Wasserpfeife. Er hatte den Rüssel ertastet. Der zweite blinde Weise, er hatte ein Ohr des Elefanten berührt, schüttelt den Kopf. »Nein, ein Elefant ist ein riesiger Fächer.« Der dritte Weise lässt das nicht gelten. »Quatsch«, sagt er, »ein Elefant ist eine mächtig dicke Säule.« Er hatte das Bein erwischt. »Stimmt doch gar nicht«, ereifert sich der vierte. »Es handelt sich eindeutig um ein Seil mit einer Art Quaste dran.« So fühlt sich wohl ein Elefantenschwanz an. Auch für den fünften blinden Gelehrten ist die Sache glasklar: »Ihr seid alle im Irrtum«, meint er überheblich. »Ein Elefant ist ein großer Königsthron.« Er hatte sich auf den Rücken des Tieres hieven lassen.

Und der König? Der König bedankt sich freundlich bei seinen Gelehrten. »Ihr müsst euch nicht streiten, Freunde, es ist alles in Ordnung. Ich glaube, ich habe ganz genau verstanden. Jetzt weiß ich, was ein Elefant ist.«

*

Der Erkenntnisgewinn, zu dem uns in Oberstaufen die Meridiandiagnostik verhalf, war ähnlich. Um ihn in ganz einfache Worte zu kleiden: Wir sahen nun nicht mehr *den Tinnitus* oder *die Schwerhörigkeit*, sondern Herrn Maier und Frau Schulze. Doch was sich so simpel anhört, machte einen ganz entscheidenden Unterschied: Wir begannen zu begreifen, dass es *den* Tinnitus im Grunde überhaupt nicht gibt. Robert Bresan hatte also vollkommen recht.

Verstehen Sie mich nicht falsch, natürlich gibt es diese hässlichen, quälenden Ohrgeräusche. Aber so, wie viele Wege nach Rom führen, so können auch viele kleine, individuell mitunter sehr unterschiedliche Dinge, Prozesse, Prädispositionen und Alltagsbelastungen zu dem führen, was wir dann schlussendlich »Tinnitus« nennen. (Oder Schlaganfall, Entzündungen, Burn-out, was auch immer.)

Meridian-sprachlich ausgedrückt: Das menschliche Universum läuft rund, solange seine Ströme im Fluss sind. Kommt es an irgendeiner Stelle zu Blockaden, zu einem Stau oder einer Überflutung, so stellt dies zwar eine Belastung dar, aber die verkraftet es in der Regel. Es verkraftet auch noch eine zweite, womöglich eine dritte und vierte Belastung. Vielleicht kommt es sogar noch mit einer fünften einigermaßen klar. Aber irgendwann sind die Selbstregulationskräfte erschöpft. Und dann kommt es zur Katastrophe – zu einem Symptom wie dem Tinnitus.

Wenn das Universum nun zum Arzt geht und ins Gespräch kommt mit dem Mituniversum, das neben ihm auf einem der lindgrünen Plastikstühle im Wartezimmer sitzt, dann stellt sich womöglich heraus, dass auch dieses Universum unter Tinnitus leidet. Auch dieses Mituniversum wird von unerklärlichen Geräuschen im Ohr geplagt. Auch dieses Universum, ergibt die Plauderei, hat sein Päckchen zu tragen – aber dieses Päckchen enthält ganz andere Belastungen, ganz andere Staus und Blockaden.

Wenn eines der Universen dann endlich ins Behandlungszimmer des Arztes gerufen wird, sind sich beide einig: »Unterschiedliche Ursachen – dieselbe Wirkung. Bis bald!«

»Klar, wir sehen uns. Und halt die Ohren steif!«

»Wenn's da bloß nicht immer so drin klingeln würde …«

Um gesundheitliche Störungen wirklich verstehen und dem einzelnen Patienten noch besser helfen zu können, galt es also, lernten wir in der Beschäftigung mit den Meridianen, einerseits genauer hinzuschauen und dabei andererseits auch die größeren Zusammenhänge nie aus dem Blick zu verlieren. Schritt für Schritt entdeckten wir auf diese Weise das, was man »ganzheitliche Medizin« nennt. »Jede Jeck es anders«, sagt nämlich der Kölner und weiß womöglich gar nicht, wie richtig er damit liegt.

Gestern erst waren Herr und Frau F. wieder da. Zufälligerweise kommen sie tatsächlich aus der Nähe von Köln, beheimatet in einer Kleinstadt irgendwo am Rhein. Herr F. war durch einen Zeitschriftenartikel auf uns aufmerksam geworden. Vor sechs Wochen hatte er schon einmal den langen Weg ins Allgäu auf sich genommen, weil ihm so oft schwindlig war – abgesehen von allerlei anderen »Wehwehchen und Zipperlein« (seine Worte), die er hatte. Und weil ihn »das mit der Diagnose« vorletzten Monat so beeindruckt hatte, hatte er nun, als er kam, um sich seine einwöchige »Behandlung abzuholen«, seine Frau mitgebracht. Der könne das auch nicht schaden, die hätte ganz ähnliche Beschwerden wie er. Und außerdem mache so ein kleiner Erholungs- und Heilurlaub in der schönen Landschaft hier zu zweit ja auch gleich doppelt so viel Spaß.

Die F.s sind beide Ende siebzig und seit mehr als fünfzig Jahren miteinander verheiratet. Genauso lange teilen sie Tisch und Bett und wahrscheinlich auch noch allerlei anderes. Das Haus aber, in dem sich vieles davon abspielt, steht auf einer Wasserader. So legten es jedenfalls die Ergebnisse unserer diagnostischen Bemühungen nahe.

»Würde mich nicht wundern«, bestätigte Herr F., »so nahe

am Rhein, wie wir wohnen ... und dann wird der bei uns in der Gegend auch noch gestaut ...«

Bei ihm war diese Wasserader, wie sich herausstellte, mit ursächlich für die Schwindelanfälle, unter denen er litt. Ich darf das heute schon mit aller Vorsicht in der Vergangenheit formulieren, weil der Schwindel bereits nach der vierten Behandlung, die wir ihm in dieser Woche haben angedeihen lassen, »so gut wie weg« ist (auch das seine Worte).

Aber warum ich das überhaupt erzähle: Während die energetische Belastung durch die Wasserader bei Herrn F. ihren Teil zur Entstehung von Beschwerden beigetragen hat, ist sie bei seiner Frau zwar auch nachzuweisen, spielt aber keine nennenswerte Rolle. Dafür reagiert bei ihr der Organismus äußerst empfindlich auf Elektrosmog – welcher wiederum ihn nicht im Geringsten beeinträchtigt.

Jede Jeck es eben anders.

Woher wir das mit der Wasserader und dem Elektrosmog überhaupt wussten? Sind wir etwa heimlich zu Wünschelrutengängern, Hellsehern oder Sternenguckern mutiert?

Nein, natürlich nicht. Wir sind doch nicht das Orakel vom Ostallgäu! Es wird nur allmählich Zeit, über weitere unverzichtbare Aspekte der computergestützten Meridiananalyse zu berichten.

Denn erst nach den bereits geschilderten drei Basismessungen geht es eigentlich richtig los. Die Basismessungen zeigen die allgemeine Energieverteilung, sowie Staus und Blockaden und weisen auch aus, auf welchen der Meridiane eventuelle Störungen zu lokalisieren sind. Ferner zeigt uns der Computer die vorhandene Energiemenge – in Prozent.

Genau diese Zahl ist es übrigens, die viele unserer Patienten erst einmal am meisten interessiert. Gerade die jüngeren, die sich fühlen, als könnten sie jederzeit ganze Wälder ausreißen, und das locker mit links, sind dann oft bitter enttäuscht, wenn sie die Wahrheit hören – und die liegt immer unter hundert Prozent.

Denn eins muss ich sagen: In all den Jahren, die wir nun schon mit dieser Methode arbeiten, ist uns nie ein Mensch untergekommen, der auch nur annähernd an die magische Hundert herangekommen wäre. Das gibt es einfach nicht.

Je nach Lebensalter ist ein Energieverlust von achtzehn bis dreißig Prozent vollkommen normal. Kritisch wird es erst, wenn er eine gewisse Größe überschreitet. Ab vierzig, fünfzig Prozent vielleicht, aber verallgemeinern lässt sich auch das nicht.

Für uns spielt der Energieverlust deshalb keine herausragende Rolle, er ist nur ein Faktor unter vielen, die die Basismessungen ergeben. Alle zusammen genommen bieten sie erste Hinweise auf den etwaigen Ort und die mögliche Art einer gesundheitlichen Störung.

Das ist schon mal nicht schlecht, reicht aber natürlich noch nicht. Und an dieser Stelle nun schicke ich mich an, das Hohelied des technischen Fortschritts zu singen.

Auch wenn ich nicht wirklich verstehe, was sich da im Hintergrund abspielt, wenn ich mich nach der Auswertung der Basismessungen dem Computer erneut zuwende. Aber ich habe ja auch immer noch nicht richtig kapiert, wie es eigentlich möglich ist, dass die Messung am Endpunkt eines Meridians Auskunft über das gesamte Geschehen auf dieser Energiebahn erteilen kann. Doch es funktioniert – und für mich als Praktikerin ist das das Einzige, was zählt. (Können

Sie sich jetzt vielleicht auch vorstellen, von wem das zweite Zitat stammt, das diesem Kapitel vorangeht?)

Nehmen wir an, bei den Basismessungen seien bestimmte Meridiane etwa durch Blockaden immer wieder hervorgetreten. Jede dieser Energiebahnen kann ich mir nun auf dem Monitor einzeln zeigen lassen. Ich sehe dann ihren gesamten Verlauf und noch mehr: nämlich die Akupunkturpunkte, die sich darauf befinden. Darunter sind diejenigen farblich hervorgehoben, die in diesem speziellen Fall von besonderer diagnostischer Bedeutung sind. Sie wiederum kann ich dann einzeln anklicken, um Näheres über die Blockaden zu erfahren, die an diesen Punkten zugänglich sind.

Apropos zugänglich: Wir haben ja immer wieder Patienten, die zwar kommen, weil sie schon alle anderen Möglichkeiten ausgeschöpft haben, ohne dass ihnen geholfen wurde – viele waren in ihrer Verzweiflung sogar schon, man fasst es kaum, bei Handlesern und Kartenlegern. Aber im Grunde ihres Herzens, glaube ich, halten sie uns für Scharlatane. »Energieblockaden – was soll das denn wieder für 'n neumodischer Quatsch sein!« Und ich kann ihnen ihre Skepsis nicht einmal verdenken, erinnere mich doch noch gut an meine eigenen anfänglichen Vorbehalte.

Deshalb bin ich ganz froh, dass es diese »Davos«-Punkte gibt, die kleinen Körperstellen, »da, wo's wehtut«. Der Computer zeigt mir die Blockaden – und ich fasse hin. Das Gefühl, das der Patient dabei hat, unterscheidet sich deutlich von reinem Druckschmerz an x-beliebigen anderen Stellen, an denen keine Blockade besteht.

Der Aha-Effekt, der durch eine solche »handgreifliche« Demonstration angewandter Energiemedizin ausgelöst wird, ist unbezahlbar. Manchmal sagt ein Griff eben mehr als tausend Worte.

Derweil lasse ich mich (dank des »Interpreters«, einem Teil der Software, das der Regensburger Arzt Dr. Ernst Schrott entwickelt hat) vom Computer sukzessive durch die Störungen in der Energiewelt des Patienten führen.

Ausgehend von den Meridianen, die am dramatischsten abfallen, fügen sich so nach und nach immer mehr Puzzleteilchen zusammen. In ihrer Gesamtheit ergeben sie nicht das, was die Schulmedizin unter »Diagnose« versteht (aber die kennen unsere Patienten ja, wie gesagt, in der Regel schon), sondern ein Abbild des energetischen »Päckchens«, das dieses ganz spezielle, dieses einzigartige menschliche Universum mit sich herumschleppt – das Gesamtmuster der Belastungen, die auf es einwirken.

Um auf die Eheleute F. aus dem Rheinland zurückzukommen: Die Päckchen, die sie mit sich führten, enthielten beide allerlei Belastungen, unter anderem eben welche durch besagte Wasserader, sowie durch Elektrosmog. Hinzu kamen, um nur zwei zu nennen, Darmpilze (bei Herrn F.) und Amalgam (bei seiner Frau).

Die Basismessungen sowie die Hinweise, die mir der Interpreter gegeben hatte, deuteten bereits darauf hin. Aber erst weitere Tests ergaben näheren Aufschluss. Und diese zeigten auch, bei wem von beiden jeweils welche Belastungen mit dazu beigetragen hatten, das Fass zum Überlaufen beziehungsweise den Energiehaushalt aus dem Gleichgewicht zu bringen. Bei Frau F. war es zusammen mit dem Amalgam vor allem der Elektrosmog, der ihr zu schaffen machte, ihr Mann dagegen wurde mehr von der Wasserader und den Darmpilzen belastet. Das alles konnten wir allein mithilfe der Meridiandiagnostik herausfinden. Ohne irgendeine Stuhl-, Urin- oder sonstige Probe.

Wie so etwas gehen mag, fragen Sie? Nun, nach den ersten Messungen haben wir herausgefunden, dass es Ungleichgewichte im Energiehaushalt des Patienten gibt und welche Meridiane am meisten betroffen sind. Wir kennen die Zuordnung der Energiebahnen zu den Körperfunktionen und wissen daher – auch mithilfe des Interpreters –, wo weiterzusuchen ist.

Eine Patientin zum Beispiel wies bei einer der Meridianuntersuchungen, die wir an ihr durchführten, hohe Belastungen auf einer Vielzahl von Leitbahnen auf. Auffällig waren bei ihr vor allem: Immunsystem (Lungenmeridian), Lymphsystem (Dickdarmmeridian), Psyche und Vegetativum (Herzmeridian), Durchblutung (Kreislaufmeridian); Blockaden zeigten sich aber auch auf dem Dreifach-Erwärmer. Obwohl ihr Energieabfall insgesamt nicht auf eine »schwere« Erkrankung hindeutete (für den Moment jedenfalls nicht), war sie sehr geschwächt.

Ihr augenblicklicher energetischer Fingerabdruck, wie ich die Ergebnisse der drei Basisuntersuchungen manchmal nenne, wies darauf hin, dass sie unter starkem Stress stand und es sich tendenziell um eine sehr sensible Persönlichkeit handelte, die unbewusst dazu neigte, sich zu überfordern.

Dies betrachtete ich als wichtige Hintergrundinformation, die ich der Patientin auch mitteilte. Sie konnte sie als Hinweis nehmen, ihre gegenwärtige Lebenssituation zu überdenken und gegenzusteuern. Hätte sie mich gefragt, wie sie das anstellen könne, wäre meine Antwort gewesen: mehr auf sich und die eigenen Bedürfnisse achten, auch ruhig öfter mal »nein« sagen, wenn weitere Anforderungen an sie gestellt wurden.

Die Software empfahl begleitend bestimmte Bachblüten und Affirmationen – beides subtile Mittel, um auf die geistig-emotionale Ebene des Menschen einzuwirken.

Die Persönlichkeitsdisposition der Patientin allein jedoch war noch keine hinreichende Erklärung für ihren geschwächten Allgemeinzustand. Dahinter musste sich mehr verbergen.

Hätten wir zu diesem Zeitpunkt noch keine größeren Erfahrungen mit der Meridiandiagnostik gehabt, wären wir nun die am meisten belasteten Energiebahnen einzeln durchgegangen und hätten dabei vom System viele nützliche Hinweise bekommen.

Zum Beispiel auf den Lungenmeridian, der bei ihr besonders ins Auge stach. Im Fall dieser Patientin hätte uns der Interpreter auf eine Blockade in einem bestimmten Teil der Wirbelsäule aufmerksam gemacht, aber auch auf eine mögliche (nicht auskurierte oder sich anbahnende) Angina sowie eventuelle Hautprobleme.

Über diese Anhaltspunkte hätten wir dann mit der Patientin gesprochen und im Anschluss etwa den Hinweis auf die Haut vernachlässigen (oder sie gegebenenfalls zum Dermatologen schicken) können.

So weit die Theorie. Und falls das bisher noch nicht klar genug zum Ausdruck gebracht wurde: Was in dieser Software steckt, ist im Grunde unglaublich – eine Datenbank mit Millionen von Einzelinformationen über Zusammenhänge und mögliche gesundheitliche Störungen! Ganz so, als hätte man Zugriff auf das Wissen Tausender traditionell-chinesisch, aber auch schulmedizinisch arbeitender Diagnostiker! Ein Riesen-Konsil von Fachleuten auf einer kleinen CD – wenn ich so darüber nachdenke, kann ich es eigentlich immer noch nicht fassen.

Dies ist wirklich die Verbindung von alter Heilkompetenz und Hochtechnologie, die Robert Bresan mir bei unserem ersten Gespräch in Aussicht gestellt hatte.

Aber in der Praxis gehen wir natürlich nicht unbedingt so systematisch vor, wie ich es gerade versucht habe zu beschreiben. Denn im Alltag haben wir ja immer die Beschwerden von Menschen aus Fleisch und Blut vor uns. Und mit diesen Patienten unterhalten wir uns natürlich, sobald die ersten Messergebnisse vorliegen. Es wäre ja nun wirklich auf die Dauer kein sinnvolles Vorgehen, unnötig mit der Mistgabel im Nebel herumzustochern.

Wir haben inzwischen natürlich sehr viel Know-how gesammelt und, was mindestens genauso wichtig ist, »Händchen« entwickelt. Denn das ist es ja letzten Endes immer, worauf es ankommt, finde ich, und zwar so ziemlich bei allem.

Wenn wir uns also auf die Suche nach den Ursachen von energetischen Störungen, Symptomen beziehungsweise Krankheiten begeben, tun wir gar nicht erst so, als wären uns die »üblichen Verdächtigen« unbekannt. Wir kennen sie sehr wohl und wissen deshalb, dass sehr viele Energie- beziehungsweise Regulationsblockaden zurückzuführen sind auf:

- Zähne und Zahnherde
- Wirbelblockaden
- Organerkrankungen
- Narben
- toxische Belastungen (zum Beispiel durch Schwermetalle) oder
- Elektrosmog.

Sie sehen: Mit der Ausnahme möglicher Organerkrankungen dreht es sich bei dieser Aufzählung um Belastungen, die von streng naturwissenschaftlich-schulmedizinisch vorgehenden Ärzten eher selten in Betracht gezogen werden, wenn sie eine Diagnose stellen. Aber genau das ist eben der Unterschied zur Komplementär- beziehungsweise Energie-, Schwingungs-, Regulations- oder Informationsmedizin. Die beiden Richtungen beruhen auf unterschiedlichen Denkmodellen und haben entsprechend auch unterschiedliche diagnostisch-therapeutische Instrumentarien, deren sie sich bedienen. Insofern ergänzt sich das ganz hervorragend – wenn man nicht allzu borniert ist (was für beide Seiten gilt).

Wobei es mir auch an dieser Stelle noch einmal wichtig ist zu betonen, dass wir unsere Grenzen kennen und deshalb im Interesse unserer Patienten gezielt die Zusammenarbeit mit Fachärzten oder Kliniken anstreben, sobald es ein von uns erhobener Befund nahelegt.

Bei der überwiegenden Mehrheit unserer Patienten ist allerdings schulmedizinisch alles bereits tipptopp durchgecheckt, wenn sie zu uns kommen. Anderenfalls wird dies durch unseren leitenden Arzt nachgeholt. Danach konzentrieren wir uns auf die weiteren möglichen Krankheitsursachen, unter anderem und in erster Linie auf die in der Aufzählung genannten.

Und so haben wir dann auch herausgefunden, welche Belastung bei der Patientin mit dem unabgeklärten energetischen Schwächezustand im Vordergrund stand: Es waren Borrelia-Bakterien. Aber tatsächlich lag auch die Wirbelblockade vor, auf die der Interpreter hingewiesen hatte. So ein menschliches Universum hat halt oft – eigentlich meistens! – gleich mehrere offene Baustellen.

Aber ich bin mal wieder ins Plaudern gekommen, wie es so meine Art ist. Dabei wollte ich eigentlich nur erzählen, wie wir darauf gekommen sind, bei Frau F. – Sie erinnern sich doch hoffentlich noch an das Ehepaar vom Rhein? – eine so hohe Belastung durch Elektrosmog zu diagnostizieren.

Ganz einfach: Wir haben Frau F. darauf getestet.

Denn das ist ein weiteres bedeutendes Merkmal der Meridiandiagnostik. Und in der Praxis oft das entscheidende – womit ich die Wichtigkeit der anderen, die ja die Grundlage bilden, in keiner Weise schmälern möchte.

Denn nachdem wir in den Basismessungen die Energieleitbahnen von sich aus haben Auskunft erteilen lassen, nehmen wir in der nächsten Phase den Dialog mit ihnen auf. Wir stellen dem Meridiansystem ganz konkrete Fragen, auf die es mit »Ja«, »Nein« oder auch neutral antwortet.

Im Falle von Frau F. haben wir, der Erfahrung sowie einem entsprechenden Hinweis des Interpreters folgend, zum Beispiel gefragt:

- Besteht eine Belastung durch Schwermetalle?
- Besteht eine Belastung durch Viren?
- Besteht eine Belastung durch Himbeerbonbons? (Nein, das war natürlich nur Spaß. Danach haben wir in diesem Fall, in dem kein Hinweis auf irgendeine Nahrungsmittelallergie vorlag, nicht gefragt – wir hätten es aber tun können. Und wir hätten auch mit Sicherheit eine eindeutige Antwort bekommen. Ganz ernsthaft.)
- Besteht eine Belastung durch Elektrosmog?

Das Ergebnis: Es lag sowohl eine Belastung durch Schwermetall (Amalgam) vor als auch eine – wie die Messungen ergaben, sogar erhebliche – durch Elektrosmog. Bei Viren dagegen hat das Meridiansystem von Frau F. sozusagen den Kopf geschüttelt – keine Belastung.

Warum solche Dialoge mit dem Energiekörper eines Menschen geführt werden können? Das erkläre ich ausführlich im nächsten Kapitel.

DREI
Resonanztests und unvermutete Zusammenhänge

»Die meisten Menschen sterben an ihren Medikamenten – und nicht an ihren Krankheiten.«
Jean-Baptiste Molière

»Alles ist Schwingung.«
Albert Einstein zugeschrieben

Habe ich das letzte Kapitel etwa mit der Behauptung beendet, ich könne erklären, wie die Test-Dialoge, die wir mit dem Meridiansystem führen, funktionieren?

Wie leichtsinnig!

Wie sie genau funktionieren, verstehe ich nämlich selbst nicht so recht (stehe damit aber glücklicherweise keineswegs allein da).

Die vorliegenden Erklärungsansätze sind hochkomplizierter physikalischer Art; da ist von bioenergetischen Resonanzphänomenen die Rede, von Schwingungen, Photonen und Informationsaustausch. Aber das sind im Moment alles noch Modelle, scheint mir, die nur darauf hinweisen, dass das menschliche Universum nach wie vor Geheimnisse birgt, die paradoxerweise offen zutage liegen (wie an ihrer Wirkkraft unschwer zu erkennen ist) – nur dass wir gegenwärtig noch nicht in der Lage sind, sie so zu entschlüsseln, dass es unseren abendländischen Verstand zufriedenstellt, der unablässig dem *Warum?* hinterherjagt. Ob das aber immer die einzig wichtige Frage ist? Ich weiß nicht.

In der Informationsbroschüre eines der Anbieter unserer Diagnosegeräte heißt es jedenfalls lapidar: »Die Ursache einer Störung kann bestimmt werden, wenn spezifische Signalreize an die Meridiane gegeben werden, die mit den Ursachen dieser Störungen korrespondieren.«

Und dass das funktioniert, bestätigt die Erfahrung.

Nehmen wir als erstes, einfaches Beispiel für unseren Dialog mit den Meridianen eine eventuelle Lebensmittelunverträglichkeit. Um die Bekömmlichkeit von, sagen wir: Bananen zu testen, drücken wir dem Patienten eine in die linke, die Herz-Hand, und messen dann wie gehabt seine Meridiane. Das Ergebnis, das dabei herauskommt, stellt die Antwort auf die Frage dar: Belastet eine Banane das energetische Gleichgewicht dieses Patienten?

Auf diese Weise ist es uns vor Jahren einmal gelungen, die Lebensqualität eines zweieinhalbjährigen Mädchens, das ich hier Anja nennen möchte, ganz beträchtlich zu erhöhen.

Anjas Mutter war vollkommen verzweifelt, als sie mit ihrer Tochter und einem ganzen Koffer voller Lebensmittel bei uns in der Praxis erschien. Schon vor einiger Zeit war bei der Kleinen eine interstitielle Nephritis festgestellt worden. Dabei handelt es sich um eine sehr seltene, äußerst bedrohliche entzündliche Nierenerkrankung, über die wenig bekannt ist und die als unheilbar gilt. Entsprechend gibt es auch noch keine Medikamente oder andere Behandlungsmöglichkeiten. Da dieser Erkrankung jedoch in aller Regel ein komplexes Netz vielfältiger Ursachen zugrunde liegt, zu denen Giftstoffe, Medikamente, Virusinfektionen, aber auch Komplikationen nach Diphtherie oder Scharlach gehören können, bestand die einzige Möglichkeit, Anjas Leben nicht allzu früh aufs Spiel zu setzen, darin, alle »auslösenden Noxen« sofort abzusetzen. (Unter Noxen versteht man Stoffe und Umstände, von denen eine pathogene = krankmachende Wirkung ausgeht.)

Das Problem war nur, dass Noxen aller Art nach Auffassung ihrer behandelnden Ärzte Anja geradezu umzingelten. Und dummerweise schien das in erster Linie das Essen zu betreffen.

Deshalb also der große Koffer, mit dem ihre Mutter bei uns ankam.

Und er musste so riesig sein, enthielt er doch Proben all jener Lebensmittel, die das Mädchen unbedingt meiden sollte. Und ein Daunenkopfkissen.

Schon nach einem ersten Blick in den Koffer tat mir die Kleine unglaublich leid. Wenn ich mir das so anschaute ... eigentlich durfte sie gar nichts essen. Statt Kiwis, Spaghetti bolognese und Salat immer nur Nahrungsergänzungsmittel? Was für ein armseliges Leben!

An uns sollte es nun sein, zu überprüfen, ob sich in dem großen Koffer nicht doch vielleicht auch Esswaren befanden, die Anja gefahrlos zu sich nehmen konnte. Wir gaben ihr also diese Proben nacheinander in die Hand und analysierten anschließend äußerst gewissenhaft die Antwort, die ihr Energiesystem jeweils darauf gab. (Der großen Verantwortung, die wir mit den Meridianmessungen und vor allem der Auswertung der Ergebnisse tragen, sind wir uns selbstverständlich immer bewusst. In diesem Fall aber hätte der kleinste Fehler womöglich das Leben eines Kindes gefährden können – deshalb gingen wir mit noch größerer Sorgfalt vor.)

Als wir schließlich mit allen Untersuchungen fertig waren, konnten wir Erfreuliches vermelden. Es hatte sich nämlich herausgestellt, dass Anja tatsächlich weit mehr Lebensmittel vertrug, als die Ärzte vermuteten. Sehr viele sogar. Nur auf Sojaprodukte, Reis und Brokkoli musste sie definitiv verzichten. Und auch jeglicher Kontakt mit Vogelfedern war zu unterlassen. Dies hatte die Verträglichkeitsuntersuchung des Kopfkissens ergeben.

Anjas Mutter war überglücklich. (Und die Kleine noch viel mehr, vermute ich!) Heute, mehr als sechs Jahre später, ist Anja glücklicherweise immer noch am Leben und erfreut sich sogar – den Umständen entsprechend – bester Gesundheit. Allerdings steht sie unter regelmäßiger fachärztlicher und meridiandiagnostischer Kontrolle. Und daran wird sich wohl auch bis an ihr Lebensende nichts mehr ändern – es sei denn, der medizinische Fortschritt führt alsbald zur Entwicklung einer zielsicheren Behandlungs- oder besser noch: Heilstrategie. Angesichts der Seltenheit von Anjas Erkrankung habe ich daran allerdings erhebliche Zweifel. Denn die Forschung konzentriert sich ja doch mehr auf häufiger auftretende Krankheitsbilder.

Auf die beschriebene Weise können wir von allem, was man in die Hand nehmen kann, herausfinden, ob es dem Gesamtorganismus eines Patienten guttut oder ob es zu den Mitverursachern der energetischen Störungen gehört, die wir bei ihm ermittelt haben. So bekommen wir zum Beispiel auch heraus, ob er die Medikamente, die er auf ärztliche Empfehlung hin einnimmt, gut verträgt oder ob sie ihn eher belasten. Er braucht sie einfach nur mitzubringen und wir – beziehungsweise seine Meridiane – testen sie aus. Oft gibt es ja Alternativen, die womöglich besser bekömmlich sind. Gegebenenfalls überprüfen wir auch diese – vor der Einnahme.

Das ist übrigens auch eine gute Möglichkeit, die Materialien auszutesten, die dem Körper etwa in Form von Zahnersatz oder Prothesen zugeführt werden sollen. Und dies empfiehlt sich, denn manche der verwendeten Metalle können im Einzelfall Verheerendes anrichten. (Tinnitus gehört da noch zu den eher »harmlosen« Beispielen.)

Insgesamt gilt: Alles, was man in die Hand nehmen kann, lässt sich durch die Befragung der Meridiane individuell und verlässlich austesten. Wahrscheinlich könnten Sie auf diese Weise sogar herausfinden, ob Sie mit Ihrem Lebenspartner »auf einer Wellenlänge« liegen; in diesem speziellen Fall allerdings mangelt es uns im Moment noch an Erfahrung …

Doch was ist mit all den nicht so leicht greifbaren Energieräubern, von denen ich im vorigen Kapitel gesprochen habe? Etwa mit Elektrosmog und Wasseradern, mit Viren, Pilzen, Bakterien & Co.?

All das kann man auch in die Hand nehmen. Und zwar in Form kleiner Fläschchen und Ampullen. Aber da muss ich wohl wieder etwas weiter ausholen …

… und auf die Homöopathie zu sprechen kommen – denn zum Nachweis energetischer Störenfriede, die stofflich nicht direkt fassbar sind, verwenden wir homöopathische Mittel und Präparate, insbesondere sogenannte Nosoden.

Die klassische Homöopathie, die ein ähnlich in sich geschlossenes Heilsystem darstellt wie die alte chinesische Medizin auch, beruht bekanntlich auf der Erfahrung Samuel

Hahnemanns (1755–1843) und dem von ihm daraus entwickelten Prinzip, Ähnliches mit Ähnlichem zu kurieren.

Um diesen Gedanken praktisch nutzbar zu machen, begann er systematisch nach Substanzen zu suchen, die bei Gesunden genau die Symptome erzeugen, die bei Kranken jeweils zu beobachten waren. Diese Substanzen verdünnte und verschüttelte er daraufhin nach und nach so intensiv in Wasser, dass sie schließlich, wie wir heute wissen, materiell darin gar nicht mehr vorhanden waren.

Dass homöopathische Arzneimittel in Form von Tropfen oder den berühmten Globuli trotzdem wirken – und zwar umso eindringlicher, je höher deren »Potenz« (der Grad der Verdünnung) –, ist erwiesen. Und gehört, nebenbei gesagt, für die ewig nach dem »Warum« Fragenden nach wie vor zu den ganz großen Rätseln, die das Universum Mensch uns aufgibt. Aber auch die Heilkraft der Homöopathie geht wohl, so viel scheint sicher, irgendwie auf Resonanz und Schwingungen und Informationsübertragung zurück.

Was nun uns »Meridianflüsterer« an der Homöopathie vorrangig interessiert, ist die Fülle der Präparate, die sie mittlerweile bietet. Die ist nämlich immens, kaum mehr überschaubar. Da gibt es wirklich für so ziemlich jede Noxe genau die passende Nosode. Und was für ein Segen! Denn auf diese Weise steht uns heute fast die gesamte Palette möglicher Krankheitserreger und -auslöser für unsere Testzwecke zur Verfügung.

Und damit wäre ich nun auch allmählich bereit, die Katze aus dem Sack zu lassen. Sie erinnern sich noch an Herrn und Frau F. aus dem Rheinland, denen wir im vorigen Kapitel begegnet sind? Und an die sensible Patientin, bei der wir ebenfalls nach den Ursachen ihrer energetischen Belastungen gesucht haben?

Zur Testung vorzulegen waren den Meridianen der betreffenden Personen, wie Sie sich vielleicht noch erinnern, unter anderem Elektrosmog, eine Wasserader unterm Haus und Borrelia-Bakterien, die Erreger der meistens von Zecken übertragenen Borreliose.

Letztere sind in homöopathisch gut sortierten Apotheken sowie direkt bei eigens darauf spezialisierten Anbietern fertig zu kaufen – als »Borrelia-Nosode« (wobei Nosoden nichts anderes sind als à la Hahnemann maximal verdünnte Krankheitserreger beziehungsweise diverses »pathologisches Material« wie etwa infiziertes Blut).

Als ich mit diesem Buch anfing, habe ich mir vorgenommen, möglichst wenig über Krankheiten zu schreiben. Diejenigen unter Ihnen, die es sich zugelegt haben, weil sie vielleicht seit Jahren unter »unspezifischen« oder (schulmedizinisch) »unheilbaren« Beschwerden leiden und sich für neuartige Diagnoseverfahren interessieren, die eventuell weiterhelfen können, wissen selbst am besten, wovon die Rede ist.

Andererseits will ich auch niemandem, der davon glücklicherweise bislang verschont geblieben ist und erfahren möchte, was er zusätzlich und vorbeugend noch für die Erhaltung seiner Gesundheit tun kann, auf irgendeine Weise Angst einjagen.

So halte ich es deshalb auch mit der Borreliose und beschränke mich auf wenige Hinweise:

- Da es bislang noch keine Impfung dagegen gibt, ist die Vermeidung von Zeckenstichen die beste Medizin.

- Die Erreger lassen sich labortechnisch nur sehr schwer eindeutig nachweisen, sind aber als Mit-Urheber für ganz unterschiedliche Krankheitsbilder häufig nicht auszuschließen.
- Mithilfe bioenergetischer Testverfahren wie dem Meridianscreening, das wir verwenden, sind Borrelia-Bakterien oft auch noch nach fünfzig, sechzig Jahren zu ermitteln. Und dann sind sie – was die gute Nachricht ist – in vielen Fällen auch wieder auszuleiten.

Genau das taten wir bei der sensiblen Patientin, die auf vielen ihrer Meridiane Störungen aufwies. Erwartungsgemäß testete sie unter anderem »positiv« auf die Borrelia-Nosode, die wir ihrem Energiesystem zur Begutachtung anboten. Dies bestätigte unseren Anfangsverdacht, dass die entsprechenden Bakterien mit zu den Verursachern ihrer allgemeinen Schwächung zählen könnten.

Daraufhin gaben wir ihr – nach dem homöopathischen Grundsatz »Ähnliches mit Ähnlichem vertreiben« – Borrelia-Globuli mit, die sie mindestens drei Wochen lang nehmen sollte.

Als sie danach zum Meridian-Kontroll-Test kam, erwies sich erfreulicherweise, dass der Ausleitungsprozess Erfolg hatte. Der Kontakt mit den Bakterien war zwar noch nachzuweisen – Handlungsbedarf aber bestand jedenfalls an dieser Front ihrer energetischen Belastungen nicht mehr.

Und was ist nun mit den F.s vom Rhein? Mit Elektrosmog und Wasserader? Nach ebenjenem Ähnlichkeitsprinzip, auf dem die gesamte Homöopathie beruht, können wir energetisch auch solche Belastungen nachweisen. In diesen beiden

Fällen verwenden wir Test-Fläschchen, die Phosphorus- respektive Silicea- (Kieselsäure-)Globuli enthalten. Und die Schwermetallbelastung (Amalgam) bei Frau F., die ich hier auch nicht unerwähnt lassen möchte, ließe sich beispielsweise mit Zinnkraut-Globuli (Ackerschachtelhalm) identifizieren. Nach homöopathischen Erkenntnissen weisen diese Globuli (genau wie die entsprechenden Flüssigzubereitungen) jeweils ein ganz ähnliches Schwingungsmuster auf wie die genannten Übeltäter im realen Leben.

Konkrete Hinweise erhalten wir so auch auf gewisse Prozesse, die im Körper ablaufen. Angenommen, die Basismessungen hätten bei einem Patienten auf einigen Meridianen einen deutlichen Energieüberschuss ergeben, so könnte das auf eine vorliegende Entzündung hindeuten. Diesem Indiz würden wir gegebenenfalls durch einen Test mit kolloidalem Silber nachgehen.

Und da manche der Nosoden, die uns von den Nachfolgern Samuel Hahnemanns zur Verfügung gestellt werden, auch energetische Informationen bestimmter Krankheiten enthalten, kommen wir mit deren Hilfe sogar oft noch einen Schritt weiter.

Mir ist es zum Beispiel im etwas weiter entfernten Ausland gelungen, Parkinson-Nosoden in unterschiedlich hohen Potenzen aufzutreiben. Viele unserer Patienten testen wir seither stillschweigend auch damit. (Stillschweigend, um keine unnötigen Angstreaktionen auszulösen.) Ein solcher Parkinson-Frühtest, der in dieser Form meines Wissens nirgendwo sonst durchgeführt wird, kann Aufschluss darüber geben, ob sich diese Krankheit eventuell bereits anbahnt. Erhalten wir auch nur den kleinsten Hinweis, der in diese Richtung geht, legen wir dem Patienten nahe, sich in einer Spezialklinik schulmedizinisch weiteruntersuchen zu lassen.

Gegenwärtig setze ich große Hoffnungen darauf, einen solchen Frühnachweis auch für Alzheimer und andere Demenzerkrankungen vorlegen zu können – was allerdings auf absehbare Zeit noch sehr schwierig sein dürfte, weil darüber noch nicht genügend »Informationen« vorliegen, aufgrund deren sich nach den Prinzipien der Homöopathie ein entsprechendes Präparat entwickeln ließe.

Ansonsten aber gibt es inzwischen praktisch nichts mehr, auf das man meridianenergetisch nicht testen könnte. Jedenfalls steht das spezielle Test-Repertoire, das die Vertreiber der Messgeräte aktuell präsentieren, an Vielfalt dem der Hersteller homöopathischer Mittel kaum mehr nach.

Das Angebot umfasst in verschiedenen Sets zum Beispiel vielfache Testmöglichkeiten auf

- Pilze
- Viren
- Bakterien
- Parasiten und
- Toxine (Giftstoffe).

Außerdem bieten sich Kontrollmöglichkeiten im Hinblick auf

- das Gebiss und den Zahnhalteapparat
- Miasmen (erblich bedingte störende Signale aus der DNA)
- das Gleichgewicht der Hormone
- Mangel beziehungsweise Störungen im Vitamin-, Mineral- und Aminosäurenhaushalt

- energetische Irritationen, wie sie von (selbst kleinsten) Narben hervorgerufen werden können
- Störungen aufgrund von geopathischen Einflüssen
- unverarbeitete, nicht integrierte Emotionen
- Gehirnkerne (dreizehn bestimmte Nervenzentren, die unter anderem für die Verarbeitung von Stress und den Umgang mit anhaltend heftigen Emotionen zuständig sein sollen)
- Störungen in den Chakren (aus der indischen Medizin bekannte Energiezentren)
- die extrazelluläre Matrix (das Gewebe, von dem die Körperzellen umgeben sind).

Chakren, Gehirnkerne, Matrix – alles Dinge, für die es in dieser Form meines Wissens keine homöopathischen Entsprechungen gibt. Und so ist es wohl auch nur folgerichtig, dass die diesbezüglichen informationellen Inhalte nicht mehr auf die althergebrachte Art und Weise übermittelt und den Meridianen zum Beispiel als Nosoden angeboten werden, sondern in Form von »digitalen Signalen«, die den Patienten über Kopfhörer zugespielt werden.

In unserer Praxis spielen Matrix und Miasmen (zumindest im Augenblick noch) keine vorrangige Rolle – so gut wie gar keine, um die Wahrheit zu sagen. Wir testen auch immer noch gern auf die herkömmliche – angesichts dieser neuen Entwicklungen muss man ja jetzt schon beinahe sagen: »traditionelle« – Art und Weise. Und wir fahren gut damit. Schließlich müssen die Patienten ja auch einigermaßen nachvollziehen können, was da eigentlich geschieht. Und dafür sind »digitale Signale« vielleicht nicht ganz so geeignet. Wenn wir also zum Beispiel den Vitamin- und Mineralstoffhaushalt einer Person überprüfen möchten, geben wir ihr immer noch etwas in die Hand.

Das erwähne ich vor allem deshalb, weil ich bei dieser Gelegenheit gleich auch noch etwas anderes loswerden möchte, nämlich eine scheinbar so simple Botschaft wie: *Weniger ist mehr.*

Sie gilt, was vielen nicht bewusst ist, auch auf dem weiten Feld der angeblich so »gesunden« Nahrungsergänzungsmittel. Vitamine, Spurenelemente, was wird da nicht alles angeboten ... Und das ist ja auch schön und gut, ich will gar nichts dagegen sagen (im Gegenteil: bei Mangelerscheinungen setzen wir sie selbst zielgerichtet ein). Nur: Der Organismus muss das alles auch verarbeiten und wieder ausscheiden, vor allem über die empfindlichen Nieren. Deshalb sollte man den Körper nicht mit Dingen überlasten, die er in zu großen Mengen gar nicht braucht. Lieber etwas mehr Obst und Gemüse essen (sowie zwar genügend Wasser, nicht aber allzu viel Mineralwasser trinken), sich insgesamt ausgewogen ernähren – dann kommt es gar nicht erst zu Mangelerscheinungen. Und sollten trotzdem welche auftreten – mithilfe eines Meridianscreenings lässt sich das schnell herausfinden, und dann kann man immer noch gegensteuern.

So. Das war mir wichtig.

Aber nun zurück zu unseren Tests. Bislang habe ich versucht, Ihnen, so gut es ging, einen Einblick in die Möglichkeiten zu geben, die in unserem energetischen Analyseverfahren angelegt sind. Und ich darf sagen: Theoretisch sind sie noch weit größer.

In der Praxis aber ...

Ich vergleiche das immer gern mit meinem Computer (womit ich jetzt den »normalen« meine, den zum Schreiben, nicht das Meridian-Analyse-Programm). Was hat der nicht alles für Funktionen! Und ich möchte auch keine davon missen – es könnte die Stunde kommen, in der ich sie brauche. Im Alltag jedoch, und ich glaube, das geht den meisten Anwendern so, nutze ich vor allem diejenigen, die ich … im Alltag eben brauche. Und was nun *unseren* Alltag im Vitalzentrum zu Oberstaufen betrifft: Da ist die Anwendung unserer Methode, die ich Ihnen versucht habe nahezubringen, natürlich kein Selbstzweck. Ihr Sinn besteht vielmehr einzig und allein darin, den Menschen, die uns aufsuchen, besser helfen, sie gezielter behandeln zu können.

Und weil das diagnostische Verfahren, dessen wir uns dabei bedienen, schon vom Ansatz her darauf beruht, die individuellen Hintergründe des »Einzelfalles« zu beleuchten, profitieren unsere Patienten von der Erfahrung, die wir aufgrund der praktischen Analyse zahlloser solcher Einzelfälle gewonnen haben – denn die lässt durchaus gewisse allgemeine Schlussfolgerungen zu.

Mithilfe der Meridianmessungen können wir eigentlich gar nicht anders, als den Blick auf den gesamten Menschen zu richten, auf dieses unverwechselbare Universum, das da vor uns sitzt und unter Rauschen und Klingeln im Ohr leidet, um ein Beispiel zu nennen.

Weil wir dieses Universum aber möglichst effektiv dabei unterstützen wollen, seine Beschwerden schnell loszuwerden, lenken wir den Blick im nächsten Schritt auf die Dinge, die erfahrungsgemäß mit am häufigsten dazu beitragen, dass es zu einem Tinnitus kommt (um bei diesem Beispiel zu bleiben). *Und deshalb schauen wir zunächst nach den Zähnen und der Wirbelsäule.* Denn auf deren Konto gehen – vielfach vollkommen unvermutet – zahlreiche ganz verschiedene Beschwerde-, Symptom- und Krankheitsbilder, und zwar gerade die »schwierigen«, weil mit den Methoden der orthodox westlichen Medizin schwer greifbaren, wie etwa der ganze Formenkreis rheumatischer Erkrankungen, Migräne oder eben auch Tinnitus.

Was die Zähne betrifft, so ist jeder von ihnen energetisch mit einem Meridian verbunden. Und das hat zur Folge, dass eine Störung irgendwo im Gebiss mit ursächlich sein kann für ein gesundheitliches Problem, das an einer ganz anderen Körperstelle im »Einzugsbereich« der jeweiligen Energiebahn besteht.

Diese Erkenntnis verdanken wir einem Mann, der bereits im ersten Kapitel erwähnt wurde: Dr. Reinhold Voll aus Plochingen am Neckar, jenem Arzt, der in den Fünfzigerjahren des letzten Jahrhunderts die Elektro-Akupunktur nach Voll erfand und auch die Grundlagen für die Testverfahren legte, über die ich gerade gesprochen habe.

Dass Voll (in Kooperation mit einem Zahnarzt) die Zusammenhänge zwischen den Zähnen und bestimmten Organen beziehungsweise Funktionsbereichen im Körper aufdeckte, ist in seiner Bedeutung gar nicht hoch genug einzuschätzen. Denn nachdem sich diese Bezüge in der Praxis immer wieder bestätigt haben, beruht heute im Grunde die gesamte ganzheitliche Zahnmedizin darauf. Und bei sehr vielen Patienten ist es auf dieser Basis schon gelungen, den wahren Ursachen ihrer Beschwerden auf die Spur zu kommen.

Ich werde an dieser Stelle etwas ausführlicher auf die einzelnen Bezüge eingehen, und zwar aus gutem Grund. Ich bin nämlich fest davon überzeugt und erlebe es in meinem Arbeitsalltag immer wieder: Zahngesundheit ist eine der wichtigsten Voraussetzungen für die Gesundheit des ganzen Menschen.

Um die Zusammenhänge, die ich Ihnen nahebringen möchte, besser nachvollziehen zu können, stellen Sie sich das menschliche Gebiss bitte in vier Viertel unterteilt vor:

Ober- und Unterkiefer, rechts und links der Mittellinie zwischen den Schneidezähnen. Jedem dieser Quadranten ist eine Ziffer zugeordnet: dem rechten Teil des Oberkiefers die Eins, dem linken die Zwei; der linken Hälfte des Unterkiefers die Drei, der rechten die Vier. Damit nun jeder Zahn eindeutig bezeichnet werden kann, wird diesen Ziffern eine weitere angefügt, und zwar von der Mitte her aufsteigend nach außen. Die oberen Schneidezähne tragen demnach die Nummern 11 (rechts) und 21 (links), die unteren 31 (rechts) und 41. So wird weitergezählt bis zur Acht, die die Weisheitszähne kennzeichnet.

Die Schneidezähne sind mit dem Blasen- und dem Nierenmeridian verbunden. Bei ihnen auftretende Störungen können demnach unter anderem (mit)verantwortlich sein für Beschwerden im Bereich Niere, Blase, Kopf, Hals bis hin zu den Achsel- und Stirnhöhlen, im Bindegewebe oder auch im Urogenitalbereich (Unfruchtbarkeit!) sowie für Schmerzen im unteren Rücken (Kreuzbein, Steißbein).

Die Zähne, die als zweite Ziffer eine Drei haben, sind mit den Meridianen der Leber und der Gallenblase verbunden. Bei ihnen auftretende Störungen können demnach unter anderem (mit-)verantwortlich sein für: Herzinfarkt, Thrombose, rheumatische Beschwerden im Knie, Augenprobleme, unzureichende Entgiftung, Erkrankungen des Bindegewebes, aber auch der Gallenblase sowie Stimmungsschwankungen.

Die Zähne, die als zweite Ziffer eine Vier haben, sind mit dem Dickdarm-Meridian verbunden. Bei ihnen eventuell auftretende Störungen können sich demnach ganz allgemein auf die Funktionen der inneren Drüsen auswirken, aber auch auf die Schleimhäute, auf das Bindegewebe sowie das innere Gleichgewicht. Verbindungen bestehen darüber hinaus zu den Schultern, Ellbogen (»Tennisarm«) und Kiefergelenken. Aber auch Pilze oder das Vorliegen einer Colitis (chronische Darmentzündung) könnten Anlass sein, in diesem Bereich des Gebisses nach möglichen Ursachen zu suchen.

Die Zähne, die als zweite Ziffer eine Fünf haben, sind mit dem Meridian der Lunge verbunden. Sich aus Störungen hier eventuell ergebende Probleme können unter anderem Haut und Schultern, den Kiefer und das Knie betreffen, aber auch Angststörungen gehen mitunter auf diese Zähne zurück.

Die Zähne, die als zweite Ziffer eine Fünf haben, stehen aber auch mit den Meridianen von Dünndarm und Magen in Verbindung. Genau wie die mit einer Sechs hinten. Daraus ergeben sich mögliche Hinweise auf den Histamin- und Hormonhaushalt, auf die Schilddrüse, innerliche Erregung. Mögliche Bezüge bestehen darüber hinaus zu Knie und Fußgelenk, zu Kiefer- und Nasennebenhöhlen (Sinusitis). Auch bei Tinnitus sollten diese Zähne unbedingt untersucht werden.

Zähne, die hinten eine Sechs oder eine Sieben tragen, sind mit den Meridianen von Magen und Milz/Pankreas verbunden. Wichtige Stichpunkte: Vegetativum, Knieinnenseite, pH-Regulation, toxische Belastungen, schädliche Bakterien im Bereich des Dickdarms, Daumen, Venen, Brust(krebs), Schmerzen im unteren Rückenbereich, Becken, Leisten, Fuß und Zehen.

Die Weisheitszähne, die alle eine Acht hinten haben, sind mit dem Dreifach-Erwärmer verbunden und sorgen, ob bereits gezogen oder nicht, besonders oft für Probleme, die dem Anschein nach nichts mit dem Gebiss zu tun haben. Wichtige Stichpunkte: Nervensystem, Psyche, Depressionen, Nierenprobleme, Bluthochdruck, Kiefergelenk, Schilddrüse, Parodontose, Epilepsie, Leber, Niere, Gelenke (Rheuma), Halsmuskel, Migräne, Tinnitus, Sklerose.

Die oberen Weisheitszähne (18 und 28) stehen auch mit dem Kreislauf-Meridian in Verbindung. Daraus ergeben sich mögliche Zusammenhänge mit: Blutzirkulation (zu hoher oder zu niedriger Blutdruck), Herz (Angina Pectoris), Psyche (Depressionen), Dünndarm, Belastung durch Elektrosmog.

Darüber hinaus stehen die oberen Weisheitszähne mit dem Meridian des Herzens in Verbindung. Die dazugehörigen Stichworte: Schulter, Arme, Herz, Kreislauf, Aorta, Migräne, HWS-Syndrom (Beschwerden im Bereich der Halswirbelsäule), Trigeminusneuralgie.

Die unteren Weisheitszähne (38 und 48) dagegen stehen zusätzlich mit dem Dünndarm-Meridian in Verbindung. Die Stichworte: Schulter/Ellbogen, Sinusitis, Tinnitus, Darmpilze, Neuralgien, Hüftgelenke, Tonsillitis (Mandelentzündung), Ohr, Gicht.

Wie schon erwähnt: Ich halte mich deshalb so lange mit den Zähnen auf, weil ich (und nicht nur ich) weiß, dass sich hinter vielen der scheinbar unerklärlichen Beschwerdebilder, mit denen die Leute zu uns kommen, Probleme im Bereich der Mundhöhle verbergen. Denken wir nur an Hans, dessen vermeintliche Narkolepsie den Auftakt zu diesem Buch bildete.

Und wenn ich jetzt »Mundhöhle« sage, so will ich damit nicht zuletzt ausdrücken, dass Zähne auch dann als mögliche Krankheitsursachen gelten können, wenn sie schon längst nicht mehr vorhanden sind.

Denn auch ein extrahierter Zahn kann zu einem Phänomen führen, das wir »Herdgeschehen« nennen. Damit ist gemeint, dass irgendwo im Körper (nicht ausschließlich im Mund, sondern zum Beispiel auch in den Nasennebenhöhlen oder im Darm) womöglich eine Entzündung oder dergleichen auftreten kann, die den Organismus belastet. Dieser versucht gegenzusteuern und schafft das womöglich auch eine Weile. Doch wenn die Entzündung nicht erkannt und behandelt wird und auch nicht von selbst zurückgeht (was sie etwa im Falle eines wurzelbehandelten Zahns selten tun wird), stellt sie eine Belastung dar, die die gesamte Immunabwehr schwächt. Und irgendwann bricht das System der Kompensation beziehungsweise Selbstregulation dann zusammen. Dann äußern sich – auf dem Wege der energetischen Weiterleitung über die Meridiane – Beschwerden an weit vom eigentlichen Geschehen entfernten Körperstellen. Und genau das ist das Problem: Der Herd selbst ist vollkommen unauffällig, mit anderen Worten, die betroffene Zahnpartie tut nicht weh und zieht auch in keiner anderen Weise die Aufmerksamkeit auf sich.

Weil wir bei uns in der Praxis aber über die geschilderten

Zusammenhänge von Zähnen und Meridianen Bescheid wissen, schicken wir praktisch jeden Patienten, der über unklare Beschwerden klagt oder dessen Energiebild es aus anderen Gründen nahelegt, zum Zahnarzt, verbunden mit der Bitte, eine sogenannte Panoramaschichtaufnahme der Mundhöhle zu machen – und gegebenenfalls entsprechende Maßnahmen zu ergreifen.

Mithilfe der Testsätze, die uns zur Verfügung stehen, könnten wir übrigens auch selbst nähere Hinweise über die Art der Störung im Zahn- beziehungsweise Kieferbereich gewinnen. Das lehne ich aber prinzipiell ab. Wofür gibt es schließlich Fachleute?

Außerdem kann man erfreulicherweise feststellen, dass immer mehr Zahnärzte das Potenzial erkennen, das in der Meridiandiagnostik liegt. Viele derjenigen, die sich ihrer Verantwortung als Ärzte bewusst sind und nicht allein die Beißerchen im Blick haben, die »ganzheitlich orientierten« also, haben sich mittlerweile sogar dafür entschieden, selbst mit dieser Methode zu arbeiten. Und das scheint mir tatsächlich eine außerordentlich sinnvolle Ergänzung der reinen Dental-Kompetenz zu sein.

*

Der zweite Körperbereich, auf den die Ergebnisse der Meridianmessungen sehr häufig hinweisen, ist das Rückgrat. Denn auch Störungen/Fehlstellungen/Blockaden in den einzelnen Partien der Wirbelsäule – genauer gesagt: in jedem einzelnen Wirbel – müssen sich nicht unbedingt im Rücken selbst ausdrücken, sondern können, vom Patienten unbemerkt, viel weiter reichende organische oder auch psychische Auswirkungen haben.

Besonders oft liegt im Bereich der Halswirbelsäule etwas im Argen. Die obersten drei Wirbel (man nennt sie C 1 bis C 3) sind häufig mitverantwortlich für Kopfschmerzen und Migräne, Gedächtnisschwund, Schwindel oder chronische Müdigkeit, aber auch für Augenleiden, Ohren- und Nebenhöhlenbeschwerden. Die vier darunter liegenden Wirbel (C 4 bis C 7) können Beschwerden verursachen wie zum Beispiel Nebenhöhlenbeschwerden, Augenleiden, Gehörlosigkeit, Ohrenschmerzen und Tinnitus, Nervenschmerzen im Gesicht, Akne, Zahnprobleme (zum Beispiel Karies und Zahnfleischbluten), Nervenentzündungen, Dauerschnupfen, chronische Erkältungskrankheiten, Kehlkopfentzündung, diverse Atemwegerkrankungen und Schmerzen im Oberarm.

Die oberen Brustwirbel, die sich an den Halswirbelbereich anschließen (sie werden als TH – für Thorax – 1 bis 4 bezeichnet) können bei einer Blockade Beschwerden auslösen wie etwa Schilddrüsenerkrankungen, Depressionen, Ängste, Schmerzen in der Schulter, im Unterarm oder der Hand, Herzbeschwerden, Ängste, Schmerzen im Brustbein, Bronchitis, Rippenfell- und Lungenentzündung, Husten und Atembeschwerden, Asthma. Außerdem sorgen sie häufig für Gallenleiden (-steine) und (über den Meridian der Galle) für seitliche Kopfschmerzen.

Leberstörungen, niedriger Blutdruck, Kreislaufschwäche, Arthritis, Magen- und Zwölffingerdarmbeschwerden, Schluckauf, Vitaminmangel, Allergien, Arterienverkalkungen wiederum gehen häufig mit auf Blockaden in den unteren Thorax- und den oberen drei Lendenwirbeln zurück.

Die beiden unteren Lendenwirbel (L 4 und L 5) kommen besonders bei typischen Frauenleiden in Betracht, andererseits aber auch bei Impotenz und Prostatastörungen sowie bei Problemen mit der Durchblutung oder Schwellungen in den unteren Extremitäten.

Blockaden des Kreuzbeins, das sich unten an die Lendenwirbelsäule anschließt, können nicht nur zu Ischias führen, sondern oft auch zu Unterleibsproblemen und chronischer Verstopfung sowie zu schmerzenden Beinen und Füßen.

Das Steißbein schließlich ist unter anderem für Hämorrhoiden und Schmerzen beim Sitzen zuständig.

Eines sollte ich vielleicht noch hinzufügen: Jede Gruppe von Wirbeln steht nicht nur mit einzelnen Körperfunktionen in Zusammenhang, sondern auch mit bestimmten emotional-psychischen und womöglich auch spirituellen Aspekten.

Und so, wie wir den Patienten zum Zahnarzt schicken, sobald wir von seinen Meridianen entsprechende Signale erhalten, nehmen wir uns auch seiner Wirbelsäule an.

Das tun wir aber selbst, dazu benötigen wir keine externen Fachleute. Denn es gibt eine geradezu geniale, sanfte und äußerst zuverlässige Methode, jede Wirbelblockade aufzufinden und aufzulösen: die Dorn-Methode. Seit ich mit ihr in Kontakt gekommen bin, ist sie aus unserer Praxis nicht mehr wegzudenken.

Dieter Dorn, der hier im Allgäu ein Sägewerk betrieb und ein äußerst bescheidener Mann war – bedauerlicherweise ist er im Januar 2011 verstorben –, hat seine Methode quasi »zufällig« entdeckt. Und im Einzelnen möchte ich jetzt auf sie und ihre physiologischen Hintergründe gar nicht eingehen –

es gibt inzwischen viele sehr lesenswerte Bücher darüber, unter anderem auch welche von Dieter Dorn selbst, die ich jedem dringend empfehle, der Genaueres über die Zusammenhänge von Rückgrat und Gesundheit erfahren möchte (einige davon werden in den Anmerkungen zu diesem Kapitel noch erscheinen).

Die Dorn-Methode wird zwar gelegentlich in einem Atemzug mit anderen manuellen Techniken genannt, wie etwa der Chiropraktik, hat damit aber nicht das Geringste zu tun. Bei ihr wird nämlich nichts eingerenkt. Vielmehr geht der Dorn-Therapeut nacheinander allen Bereichen der Wirbelsäule mit den Händen nach, während der Patient in Bewegung ist, also Arme oder Beine schwenkt. So kann der Behandler – und dabei kommt es wirklich auf das berühmte »Händchen« an! – jede Blockade, jede Fehlstellung identifizieren und durch leichtes Verschieben beheben, wenngleich nicht unbedingt schon beim ersten Mal.

»Dorn« kann ich wirklich von ganzem Herzen empfehlen. Vorsicht aber bei der Therapeutenwahl. Hier kommt es vor allem auf Erfahrung an – und aufs Fingerspitzengefühl, ich möchte sogar sagen: auf eine gewisse Begabung. Man hat's – oder man hat's eben nicht.

Normalerweise gehe ich ja recht gelassen damit um, dass viele »komplementäre« Heilmethoden von der Schulmedizin nicht anerkannt (und von den Krankenkassen nicht bezahlt) werden. Was aber »Dorn« angeht, bringt mich dies wirklich auf die Palme: Wenn ich mir überlege, wie viele Leiden auf das Konto der Wirbelsäule gehen – und wie leicht man sie auf diese Weise erkennen, lindern und beheben kann …

Gegen den von der Schulmedizin verlangten »wissenschaftlichen Wirksamkeitsbeleg« habe ich im Prinzip überhaupt nichts einzuwenden. Das Problem ist nur, dass sich ein solcher mit den dazu verwendeten Methoden gerade auf dem Gebiet unspezifischer Beschwerden äußerst schwer erbringen lässt. Denn diese präsentieren sich eben – und das ist es ja, worum sich in diesem Buch im Grunde alles dreht – individuell höchst unterschiedlich. Und der gesamten Komplexität im Körpergeschehen mit einer »randomisierten Doppelblindstudie« auf den Leib rücken zu wollen … das ist einfach nicht der richtige Weg, glaube ich. Kein Wunder, dass die komplementären Heilmethoden da durchfallen.

Das Mindeste, was man für die Zukunft erwarten sollte, wären also Studiendesigns, die diesem Tatbestand Rechnung tragen. *Das* könnte, um auf »Dorn« zurückzukommen, mal ein echter Beitrag zur Gesundheit der Bevölkerung sein. Aber was das angeht, sind wohl auch ganz andere Interessen mit im Spiel …

Und was Sie betrifft, der Sie dieses Buch lesen: Es mag sein, dass Sie nie ins Allgäu kommen und wir uns auch sonst nirgendwo persönlich treffen. Die Wahrscheinlichkeit ist, muss man ja sagen, recht hoch.

Und womöglich haben Sie auch gar kein Verlangen, sich einmal selbst einer Meridiandiagnose zu unterziehen, sei es bei uns oder in einer anderen Praxis. Das würde ich zwar bedauern, ändern kann ich es wohl nicht.

Doch in Ihrem Interesse wünsche ich mir eines sehr: dass Sie, wenn es bei Ihnen mal irgendwo drückt oder ziept, zum Zahnarzt gehen und eine Panoramaaufnahme machen lassen. Und dass Sie darüber hinaus Ihre Wirbelsäule als mögliche Ursache Ihres Leidens in Betracht ziehen. Einen Dorn-Therapeuten gibt es bestimmt auch in der Nähe *Ihres* Wohnortes.

Und wenn Sie mich fragen würden, was Sie sonst noch tun können, um Ihre Gesundheit zu erhalten, würde ich antworten: auf die Balance achten und jegliche Einseitigkeit vermeiden. Und vielleicht würde ich auch vom Gelben Kaiser aus dem alten China erzählen, der seinen Meister Qi Bo fragte: »Ich habe gehört, dass im Altertum viele Menschen hundert Jahre alt wurden und noch keine Spuren von Altersschwäche zeigten. Aber die heutigen Menschen werden nach nur etwa fünfzig Jahren altersschwach. Liegt der Grund dafür in der veränderten Zeit und Umwelt oder darin, dass sie die Methode zur Gesundheitspflege nicht kennen?«

Wohlgemerkt: Huangdi stellte diese Frage vor mehr als zweitausend Jahren.

Und Qi Bo antwortete: »Menschen im Altertum, die in der gesunden Lebensführung bewandert waren, führten nach der Theorie von Yin und Yang und den weisen Gesetzen der Natur ein geregeltes Alltagsleben, wobei sie beim Essen und Trinken Maß hielten und die Arbeits- und Pausenzeiten genau einhielten. Deshalb waren sie körperlich und geistig gesund und vital und lebten lange. Heute sind die Menschen nicht mehr so. Sie halten keine Arbeits- und Pausenzeiten ein; sie saufen und führen im Suff ein exzessives Sexualleben; um der momentanen Behaglichkeit und Bequemlichkeit willen erschöpfen sie oft ihre ganzen Kräfte, was nicht der gesunden Lebensführung entspricht. Deshalb sind sie im Alter von etwa fünfzig Jahren bereits altersschwach.«

Heute, mehr als zweitausend Jahre später, sind wir zwar im Allgemeinen mit fünfzig noch alles andere als »altersschwach«. Doch die Regeln der Harmonielehre von Yin und Yang, auf der die gesamte Meridiandiagnostik beruht, sind auch für uns von höchster Aktualität. Denn auch für unsere Zeit und für unser Wohlbefinden gilt, was Qi Bo seinem Kaiser erklärte: »Der Verlust des Gleichgewichts von Yin und Yang ist wie ein Frühjahr ohne Herbst, ein Winter ohne Sommer. Und deshalb ist die Herstellung des Gleichgewichts zwischen Yin und Yang der beste Weg zur Gesunderhaltung.«

Und wir könnten uns jetzt eigentlich mal ein bisschen mit den Grundlagen der alten chinesischen Medizin befassen, was meinen Sie?

VIER
Was die naturwissenschaftliche Medizin unserer Zeit vom Gelben Kaiser lernen könnte

»Yin, existierend im Inneren, ist die Basis von Yang;
Yang, existierend im Äußeren, ist die Betätigung von Yin.«
Huangdi Neijing – Die Bildergeschichten über die Gesunderhaltung

»Das Qi fließt wie Wolken.«
Eine traditionell arbeitende chinesische Ärztin in Peking

Als die computergestützte Meridiandiagnostik in Deutschland aufkam und immer mehr Praxen anfingen, damit zu arbeiten, stellte sie gleich für zwei Lager eine gehörige Provokation dar. Dass sie bei der etablierten naturwissenschaftlichen Lehrmedizin auf keine große Gegenliebe stieß, war zu erwarten, nicht zuletzt weil sie auf einer vollkommen anderen Methodik beruht. Und dass das Verfahren ausgerechnet aus Russland kam, zu allem Überfluss auch noch auf Sowjet-Zeiten zurückging, machte seine Akzeptanz hierzulande nicht eben leichter.

Doch was mich schon eher wunderte, war, dass auch die doch immer so auf »Ganzheitlichkeit« bedachten Anhänger »alternativer« Heilmethoden Anstoß an unserer Arbeit nahmen. Weil wir uns eines Computers bedienten, um den Ursachen von Erkrankungen gezielter auf die Spur kommen zu können, sprachen sie verächtlich von »Apparatemedizin«. Und die gilt ja nun in diesen Kreisen als äußerst »pfui«. Mehr pfui geht bei denen praktisch gar nicht mehr.

Besonders empört aber reagierten hierzulande die Verfechter der traditionellen chinesischen Medizin – TCM in Großbuchstaben – auf die Meridiandiagnostik. Wie man es wagen könne, die hehren Lehren vom Yin und Yang, von den fünf Wandlungsphasen, den sechs krankmachenden äußeren Einflüssen und den fünf inneren … wie man es also wagen könne, ein so ausgeklügeltes Heilsystem einfach aus dem historischen Zusammenhang herauszureißen und davon zu profitieren, ohne sich zuvor die gesamte Klaviatur der chinesischen Diagnostik mühsam und über Jahre hinweg angeeignet zu haben, inklusive der zweiunddreißig verschiedenen Pulsarten, die man unbedingt zu unterscheiden lernen müsse …

Aber diesen selbsternannten Gralshütern einer Medizin aus grauer Vorzeit – von der wir hier im Westen übrigens kaum mehr als die Umrisse kennen – war es ja auch schon ein Dorn im Auge, dass die Akupunktur als selbstständige Therapiemethode genutzt werden konnte, wie es in Europa und den Vereinigten Staaten schon lange gang und gäbe war. Und zwar mit großem Erfolg.

Die Chinesen selbst sehen das alles viel entspannter, glaube ich. Doch das ist vielleicht auch schon ein erster Vorgeschmack auf ein traditionell ganz anderes Denken als das im Abendland gepflegte.

Zunächst aber muss man sagen: *Standard* ist heutzutage auch im Land der Mitte die westliche Medizin. Etwa achtzig Prozent aller Kliniken in China arbeiten den naturwissenschaftlichen Methoden gemäß, die übrigen zwanzig sind als »komplementär« zu verstehen, ergänzend im besten Sinne des Wortes. Und dieser Teil der medizinischen Versorgung bewährt sich, wer hätte das gedacht, vor allem in der Prävention und bei chronischen Krankheiten.

Das, was wir unter der traditionellen chinesischen Medizin verstehen, hat zwar eine wirklich lange Geschichte – manchmal heißt es sogar, in ihren Ursprüngen und Grundgedanken sei sie an die fünftausend Jahre alt –, aber diese Geschichte der chinesischen Medizin ist keineswegs so durchgängig und einheitlich verlaufen, wie wir uns das oft vorstellen. Sie war nie in Stein gemeißelt, sondern kannte immer auch ihre Moden und Spezialisten.

Unter dem Eindruck der rasanten Fortschritte, die im Westen medizinisch zu verzeichnen waren, kam es Mitte des neunzehnten Jahrhunderts dann aber zu einem dramatischen Bruch in der chinesischen Tradition, von dem sie sich lange nicht erholte.

Rehabilitiert wurde sie erst unter Mao von den Fünfzigerjahren an, nicht so sehr wahrscheinlich, weil der Große Vorsitzende besonders traditionsbewusst gewesen wäre, sondern eher, weil er sich um die medizinische Versorgung auf dem Lande sorgte. Um sie auf eine breite Basis zu stellen und möglichst preisgünstig zu gestalten, stellte er ein Heer von sogenannten Barfußärzten auf, nicht akademisch gebildeten Gesundheitsarbeitern, die allein mithilfe ihrer Hände und des überlieferten Instrumentariums der alten chinesischen Medizin tätig waren. Erst Mao soll es dann auch gewesen sein, der den Begriff der *traditionellen chinesischen Medizin* einführte.

Vorrangig die Armen waren es, die in den Genuss dieser Heilkunde kamen. Deren Leiden und Beschwerden wurde mithilfe von Puls- und Zungenuntersuchung sowie durch eingehende Befragung auf den Grund gegangen – und das war allemal billiger als die komplexe, apparateintensive Diagnostik der »fortschrittlicheren« westlichen Medizin.

Auch bei der Behandlung setzte man nicht auf Modernes aus der Fremde, sondern griff auf Bewährtes aus dem China von gestern zurück – auf Akupunktur, Moxibustion (die Erwärmung bestimmter Akupunkturpunkte) und Kräuterheilkunde. Der Not folgend.

An eine inhaltliche Weiterentwicklung der traditionellen Medizin war in dieser Zeit jedoch nicht zu denken. Das änderte sich erst, als der Glaube an die generelle Überlegenheit des westlichen Denk- und Heilmodells auch in China anfing, brüchig zu werden. Als sich immer mehr zeigte, dass die westliche Medizin zwar im Akutfall unübertroffen, jedoch keineswegs unter allen Umständen unfehlbar ist und durchaus ihre Schwächen hat.

Erst in den Achtzigerjahren des vorigen Jahrhunderts wurde das systematische Studium der traditionellen Medizin wieder aufgenommen und staatlich gefördert. Seither wird auf diesem Gebiet auch viel geforscht, und die entsprechende universitäre Ausbildung dauert genauso lange wie ein Medizinstudium westlicher Prägung.

Beide Modelle – das naturwissenschaftlich orientierte und das traditionell chinesische – stehen heute in China prinzipiell gleichberechtigt nebeneinander, jedes an der Stelle, die ihm gebührt, genau dort, wo es seine Stärken hat. Und beide Zweige arbeiten eng zusammen – auf Augenhöhe.

In dieser Hinsicht, finde ich, könnte sich unser Gesundheitswesen durchaus ein Scheibchen vom chinesischen abschneiden.

Womit wir auch schon wieder bei den Unterschieden im Denken und in der Blickrichtung wären, die zwischen der westlichen und den asiatischen Kulturen bestehen. Wir denken in Kategorien wie *Entweder – oder* und fragen nach dem *Warum*; in China dagegen herrscht traditionell eher die Devise *Sowohl – als auch*, und was vorrangig interessiert, ist das *Wie*. (Dass sich diese Unterschiede im Zuge der Globalisierung heute weitgehend verwischen, steht auf einem anderen Blatt.)

Ähnliche Unterschiede, wie sie in den beiden hier grob vereinfachten Denktraditionen bestehen, liegen auch den beiden Medizin-Modellen zugrunde, insbesondere seit in Europa mit der Epoche der Aufklärung im 17./18. Jahrhundert der scheinbar unaufhaltsame Siegeszug der Naturwissenschaften seinen Anfang nahm.

Seither hat man im Westen den Blick immer enger gestellt – mit bewunderungswürdigen Ergebnissen, was etwa die Biochemie der körperlichen Abläufe betrifft. In China dagegen war der Blick ein anderer, man möchte sagen: Er war weiter (weshalb ihm auch einige Details entgingen). Nicht das Statische stand im Vordergrund des Interesses, nicht die Struktur, sondern der Prozess, das Fließen und die Funktion.

Verkürzt gesagt: Die westliche Medizin ist zu einer analytischen, vorwiegend biochemisch orientierten Medizin geworden, die traditionell chinesische war und blieb intuitive Erfahrungs- und Energiemedizin.

In der Verbindung dieser beiden Blickrichtungen, davon bin ich fest überzeugt, liegen auch das Potenzial und die Schubkraft einer künftigen – integrativen – Medizin, die sich an den Rändern der etablierten Wissenschaft seit Beginn unseres Jahrhunderts mehr und mehr abzuzeichnen beginnt.

Und auf diesem Weg stellt die Entwicklung der Meridiandiagnostik einen bedeutenden Meilenstein dar.

Aber dazu später vielleicht noch mehr. Für den Moment möchte ich noch etwas bei dem Gedankengebäude bleiben, auf dem die traditionelle chinesische Medizin fußt. Und bei der Anziehungskraft, die es auf so viele von uns hier und heute ausübt.

Die Faszination, die vom Denkmodell der TCM ausgeht, beruht natürlich in erster Linie auf ihrer »Ganzheitlichkeit« – und diese beschränkt sich beileibe nicht darauf, dass sie keine Trennung von Körper und Geist kennt. (Auf eine derartige Idee wäre man im alten China niemals verfallen – eine solche Konstruktion sollte allein der abendländischen Betrachtungsweise vorbehalten bleiben.)

Nein, in der chinesischen Philosophie des Altertums bezieht sich das Konzept der »Ganzheitlichkeit«, das auch der TCM zugrunde liegt, buchstäblich auf alles. Alles ist auf spezielle Weise prozesshaft mit allem anderen verbunden.

Und hier zeigt sich auch schon die Krux an der viel gerühmten Ganzheitlichkeit: Sie ist zum Wahnsinnigwerden komplex und entzieht sich jeglichem Versuch, ihr durch einfaches Ursache-Wirkung-Denken nach dem Muster »So was kommt von so was« auf die Spur zu kommen.

Manchmal fühle ich mich an die wunderschönen Kaleidoskope erinnert, mit denen wir als Kinder oft gespielt haben. Aus einzelnen farbigen Glasbausteinchen im Inneren bestehend, reichte schon die winzigste Drehbewegung, um ein ganz neuartiges Gesamtbild zu erhalten. So ähnlich kommen mir auch die Philosophie und Medizin des alten China vor: Alles ist ständig in Bewegung, und sobald man meint, es erfasst zu haben, sieht es gleich wieder ganz anders aus.

Ein Glück nur, dass ich für meine meridiandiagnostische Arbeit nicht selbst jede Verästelung der diversen gegenseitigen Bezüge und Prozesse verstehen, bewerten, hierarchisieren und einordnen muss. Das übernimmt der Computer beziehungsweise die Software, die auf magische – das heißt in diesem Falle: mathematische – Weise die wichtigsten Zusammenhänge enthält und für den Einzelfall differenziert.

Wenn Sie also eine lückenlose, womöglich gar widerspruchsfreie Gesamtdarstellung der TCM von mir erwarten, muss ich Sie enttäuschen. Aber keine Sorge: Es gibt viele umfangreiche und bestimmt auch sehr kluge Bücher, die sich an einer derartigen Panoramaschilderung versuchen; einige davon finden Sie in den Literaturhinweisen zu diesem Kapitel.

Zumindest annäherungsweise möchte ich dennoch skizzieren, was sich hinter den Begriffen verbirgt, um die sich alles dreht, wenn wir immer behaupten, die Meridiandiagnostik beruhe auf den Erkenntnissen der TCM.

*

Grob vereinfachend kann man sagen: Alles ist Qi. Alles, was lebt, beruht auf Qi. Wenn kein Qi (mehr) vorhanden ist, bedeutet das den Tod.

Auf dieses Qi beziehe ich mich, wenn ich hier so oft von Energie spreche beziehungsweise von Energieverlust, Energieabfall oder Energieblockaden. Dabei müsste ich im Grunde Energie stets in Anführungszeichen setzen, denn das Qi, das wir meinen, ist ein sehr wandelbarer, schwer beim Schlafittchen zu packender Geselle – komplex und unfassbar wie all die anderen Phänomene, von denen die Medizin des alten China erzählt. Es ist mal materiell aufzufassen und verbindet sich dann mit Blut und anderen Körperflüssigkeiten, mal ist es nur immateriell oder feinstofflich zu begreifen.

Eindeutig definieren lässt es sich äußerst schwer, aber vielleicht ist das auch gar nicht unbedingt notwendig. Vielleicht genügt es schon zu sagen, dass es im Körper des Menschen (und jedes anderen Lebewesens) der Antriebsmotor ist und dass diesem Motor viele unterschiedliche Komponenten und Qualitäten eigen sind: So besteht das Qi, das in beziehungsweise auf den Meridianen fließt, aus der Energie der Eltern, also dem angeborenen Qi, zugleich muss es dem Körper immer wieder neu zugeführt werden – durch Nahrung und Atemluft. Außerdem hat jedes Organ oder besser gesagt: jeder Organkreis sein eigenes Qi, das sich wiederum auf die Energie in den jeweils anderen auswirkt.

Untrennbar mit dem Qi verbunden sind seine Funktionen. Und so ist das Qi nicht nur als generelle Antriebskraft zu verstehen, sondern es sorgt zugleich auch dafür, dass der Körper vor schädlichen Einflüssen geschützt wird, dass er seine normale = gesunde Betriebstemperatur bewahrt, dass die Nahrung aufgeschlüsselt, verwertet und anschließend wieder ausgeschieden wird. Auch die Verantwortung dafür, dass alles da bleibt, wo es hingehört – beispielsweise das Blut in den Gefäßen –, kommt dem Qi zu.

Ebenso wenig wie von seinen Funktionen ist das Qi von seinen Bewegungen zu trennen. Denn es käme auch dem Tod gleich, wenn das Qi unbewegt bliebe.

Und hier treten nun das Yin und das Yang auf den Plan, die Mutter und der Vater aller Bewegungsmuster sozusagen, die Basis jeglicher Dynamik, jeglichen Gleichgewichts.

Denn Yin und Yang zusammen stellen ein untrennbar aneinander gebundenes Pärchen von Gegensätzlichkeiten dar:

warm – kalt, innen – außen, männlich – weiblich, um aus einem unendlichen Repertoire solcher Bezugspaare nur einige wenige herauszugreifen. Was sie alle gemein haben: Das eine ist undenkbar ohne das andere. Beide zusammen erklären die Welt.

Welches Potenzial in einem vordergründig so simplen Schema wie ja/nein oder eben Yin/Yang steckt, lässt sich wohl auf eindrucksvollste Weise an der IT-Technologie aufzeigen: Die Sprache der Computer beruht bekanntlich ausschließlich auf zwei Ziffern, der Null und der Eins – aber was für ein unerschöpfliches Meer von Möglichkeiten sich daraus ergibt …

Auch mit Yin und Yang lässt sich so ziemlich jedes Phänomen abbilden, das wir kennen. Denn kaleidoskopartig ist jedes Yin in Bezug auf etwas anderes womöglich Yang – und umgekehrt. Und das gilt auch für den Prozess von Gesundheit und Krankheit. Denn das Gleichgewicht im Körper ist immer eine instabile Größe. Und Yin und Yang sind überall und pausenlos am Werk. Yin kann jederzeit in Yang umschlagen und das Qi erschöpfen, krankmachende Einflüsse von außen etwa können abgewehrt werden – oder tiefer in den Organismus eindringen, wenn Yin und Yang nicht auf allen Ebenen und dauerhaft im Ausgleich sind. Dauerhaft – für den Moment. Alles fließt.

Das Prinzip von Yin und Yang hätte also durchaus genügt, um die Phänomene zu erklären, die sich in der Natur allgemein und auch speziell im Körper abspielen.

Doch darauf mochten sich die alten Chinesen wohl nicht beschränken. Und so legten sie mit der Fünf-Elemente-Lehre ein weiteres Denkmodell vor, das die Prozesse, die die Welt zusammenhalten, beschreibbar macht.

Beide Modelle stehen in der TCM übrigens ebenbürtig nebeneinander – typisch chinesisch! Kein Entweder – oder, sondern Sowohl – als auch. (Wir Europäer hätten bestimmt versucht, das eine oder das andere Modell als allein gültig zu bestätigen und das andere in den Mülleimer der Geschichte zu verfrachten. Solche Richtungsstreitigkeiten aber scheinen der asiatischen Ideenwelt insgesamt eher fremd zu sein, zumindest, was die Vergangenheit betrifft.)

Bei den fünf Elementen, die auch als fünf Wandlungsphasen bekannt sind, handelt es sich um Holz, Feuer, Erde, Metall und Wasser. Anders als die aus der griechischen Antike bekannten, sollen diese Elemente aber nicht die Grundstoffe kennzeichnen, aus der die Erde in ihrer Gesamtheit besteht, sondern auch hierbei handelt es sich, genau wie beim Yin-Yang-Modell, um eine Beschreibung der Prozesshaftigkeit, die in der Natur zu beobachten ist. Deshalb werden die Elemente im Allgemeinen auch kreisförmig angeordnet dargestellt.

Ähnlich, wie es mit dem Yin-Yang-Modell möglich ist, lassen sich mit dem Ensemble der fünf Elemente und der Bezüge, die zwischen ihnen bestehen, alle denkbaren gesundheitlichen Zustände darstellen. Denn jeder der genannten Wandlungsphasen wird zugleich eine Vielzahl bestimmter Ausdrucksformen zugeordnet, die – genau wie die differenzierte Betrachtung von Yin und Yang – als Basis der ärztlichen Diagnose dienen können. So ist jedes Element etwa mit einer Jahreszeit, einem Klima, einer Farbe, einer Geschmacksrichtung, einem Organkreis, einer Emotion, einer Sinneswahrnehmung und einem Körpergewebe verbunden.

Wenn alles seinen naturgemäßen Rhythmen folgt, bildet dieser Kreis einen »Zyklus der Hervorbringung«: Holz nährt Feuer nährt Erde nährt Metall nährt Wasser nährt Holz … Und immer so weiter. Ganz wie in der Natur.

Das ist der natürliche Kreislauf, wie er besteht, wenn alles seine Ordnung hat. Schlägt dieser Zyklus jedoch die entgegengesetzte Richtung ein oder wird darin ein Element »übersprungen«, so muss dies als ein Zeichen dafür genommen werden, dass etwas in Unordnung geraten ist. Dem jeweiligen Muster dieser Unordnung kann der Arzt dann gegebenenfalls wichtige Hinweise auf die Art eines be- oder entstehenden Krankheitsgeschehens entnehmen. Zugleich aber erhält er auch Fingerzeige bezüglich der Richtung, in die die Behandlung gehen sollte, um eine mögliche Wendung zum Schlimmeren zu verhindern.

Hört sich kompliziert an?

Ist es auch.

Aber wer würde denn im Ernst behaupten wollen, dass Ganzheitlichkeit ein Kinderspiel wäre!

Jedenfalls besteht das Ziel der TCM-Diagnostik darin, das Muster, das sich hinter einer gesundheitlichen Störung verbirgt, möglichst genau zu erfassen. Und dabei spielen klimatische Faktoren traditionell eine sehr große Rolle.

Es wäre also eine Erkältung beispielsweise nicht einfach als Erkältung zu betrachten, sondern es würde darum gehen, herauszufinden, ob das Erscheinungsbild dieser Erkältung etwa einem Wind-Kälte-Syndrom entspricht oder eher auf ein Wind-Hitze-Syndrom zurückgeht. Im ersten Fall würde der Arzt womöglich ein Kräutermedikament verordnen, das bitter im Geschmack ist und von der Wirkung her wärmend, im anderen wäre einer bitter schmeckenden Arznei der Vorzug zu geben, die kühlend wirkt. Das ist gemeint, wenn man sagt, »dieselbe Krankheit mit unterschiedlichen Methoden behandeln«.

Aber auch umgekehrt wird ein Schuh daraus. Dann heißt es, »unterschiedliche Krankheiten mit derselben Methode zu behandeln«. Ein Beispiel: Durchfall und Gelbsucht könnten sich beide als Feuchtigkeit-Hitze-bedingt erweisen. Und würden dann mit denselben Mitteln bekämpft werden.

Der traditionellen chinesischen Medizin zufolge hat es nie eine einzige Ursache, wenn ein Mensch krank wird. Vielmehr bestehen die Auslöser aus einem Puzzle energetischer Störfaktoren, das sich aus Umwelteinflüssen (Wind, Kälte, Feuerhitze, Feuchtigkeit, Trockenheit und Sommerhitze), der inneren Einstellung des Patienten (den sieben Einflüssen: Freude, Ärger, Traurigkeit/Kummer, Schwermut, Angst, Schock) und Aspekten seiner Lebensweise (zum Beispiel falsche Ernährung und Bewegungsmangel) zusammensetzt.

Wie sich das jeweilig diagnostizierte Krankheitssyndrom im Einzelfall weiterentwickelt, hängt dann ganz davon ab, wie es um das Qi des Patienten bestellt ist – im Verhältnis zu den Auslösern der gesundheitlichen Störung.

Bei einer exogen bedingten Erkrankung, die noch nicht ins Innere des Körpers vorgedrungen ist, wird der Arzt von Fall zu Fall entscheiden, worauf sich seine nächsten Behandlungsschritte vorrangig konzentrieren: auf die Bekämpfung der äußeren Störfaktoren oder auf die Stärkung des Qi. Beides kann zum Ziel führen – nämlich zur Gesundung des Patienten, also zur Wiederherstellung des angegriffenen energetischen Gleichgewichts in den Meridianen.

Wir haben bisher ja schon viel über die zwölf Hauptmeridiane gesprochen, die paarig an beiden Körperseiten verlaufen – also über jene vierundzwanzig wichtigsten Energiebahnen, die Gegenstand unserer Messungen sind. Das gesamte System aber besteht natürlich aus weit mehr Kanälen, die alle miteinander verbunden sind.

Therapeutisch wichtige Akupunkturpunkte finden sich auch auf einigen von ihnen, zum Beispiel auf dem Lenker- und dem Konzeptionsgefäß, die sich hinten beziehungsweise vorne schnurgerade durch den Körper ziehen und zu den acht »Außerordentlichen Gefäßen« gezählt werden.

Im Gesamtzusammenhang jedoch dienen diese vorrangig als Regulationsinstanzen. Will heißen: Besteht an irgendeiner Stelle im Körper ein Energieüberschuss oder tritt umgekehrt ein Mangelzustand ein, so ist es Aufgabe der Außerordentlichen Gefäße, kurzfristig für Ausgleich zu sorgen. Zugleich tragen sie, wie auch die anderen Kanäle, dazu bei, den gesunden Energiefluss insgesamt zu stärken, der nicht zuletzt auf der ordnungsgemäßen Zusammenarbeit der Meridiane untereinander beruht.

Allgemein aber lässt sich sagen: Wenn man vom »Meridiansystem« spricht, dann sind damit schon die Hauptenergiebahnen gemeint, an denen wir die Messungen vornehmen. Auf ihnen fließen nach Auffassung der traditionellen chinesischen Medizin Qi und Blut. Und ihre wichtigste Aufgabe besteht darin, alle »Einzelteile«, die ein Lebewesen ausmachen, feinstofflich zu verbinden: die verschiedenen Funktionseinheiten des Organismus untereinander, aber auch das Innere mit dem Äußeren (wie Sinneswahrnehmungen und Körperöffnungen).

Über die Meridiane werden demnach alle physiologischen Informationen weitergeleitet und verbreitet. In der chinesischen Diagnostik sind sie deshalb von herausragender Bedeutung, weil sich auch Krankheiten entlang ihrer Laufbahnen im Organismus verbreiten. Bei geschwächtem Qi können auf diese Weise schädliche Einflüsse von außen tief in den Körper vordringen. Und innere Erkrankungen greifen womöglich von einem betroffenen Organkreis auf einen anderen über.

Aus dem Wissen um Charakter und Verlauf der Meridiane lassen sich daher auch wichtige Rückschlüsse auf den möglichen Verlauf einer Erkrankung ziehen und auf der Basis des Konzepts von Yin und Yang und/oder der Fünf-Elemente-Lehre die jeweils angemessenen regulierenden Gegenmaßnahmen ergreifen.

In den nächsten – deutlich kürzeren – Kapiteln werde ich die zwölf Meridiane einzeln durchgehen. Und ich hoffe dabei auch, Ihnen etwas konkreter vermitteln zu können, was es mit Yin und Yang, Wasser, Holz und Feuer et cetera in der Praxis auf sich hat.

Wenn ich in diesem Zusammenhang von »Praxis« spreche, dann ist damit gemeint, dass auch unser meridiandiagnostischer Alltag in Oberstaufen damit zu tun hat. Allerdings müssen wir die jeweiligen Zuordnungen nicht im Kopf haben, sondern wir können sie ganz einfach vom Computerbildschirm ablesen. Das empfinde ich als äußerst komfortabel, muss ich schon sagen. Aber was noch wichtiger ist: Es reduziert die Gefahren »menschlichen Versagens« in der Diagnostik erheblich.

Sie werden auf den folgenden Seiten sehen, dass sich die Meridiane gruppenweise zusammenfassen lassen, und zwar unter anderem auf diese Art:

- Differenzierung unter dem Yin-und-Yang-Aspekt:
  Zu den (inneren) Yin-Meridianen gehören die Energiebahnen von Lunge, Milz/Pankreas, Herz, Niere, Kreislauf (in der TCM Perikard- beziehungsweise Herzbeutelmeridian genannt) und Leber.
  Entsprechend zählen zu den (äußeren) Yang-Meridianen die Energiebahnen von Dickdarm, Magen, Dünndarm, Blase, Dreifacherwärmer und Gallenblase, die in ebendieser Reihenfolge mit dem dazugehörigen Yin-Meridian verbunden sind.

- Unterscheidung in Hand- und Fuß-Meridiane
  Hand-Tai*yin* = Lungenmeridian
  Hand-Yue*yin* = Kreislaufmeridian
  Hand-Shao*yin* = Herzmeridian
  Hand-*Yang*ming = Dickdarmmeridian
  Hand-Shao*yang* = Energiebahn des Dreifacherwärmers
  Hand-Tai*yang* = Dünndarmmeridian
  Fuß-Tai*yin* = Energiebahn von Milz/Pankreas
  Fuß-Yue*yin* = Lebermeridian
  Fuß-Shao*yin* = Nierenmeridian
  Fuß-*Yang*ming = Magenmeridian
  Fuß-Shao*yang* = Gallenblasenmeridian
  Fuß-Tai*yang* = Blasenmeridian.
  (Die chinesischen Wortzusätze *tai*, *yue*, *shao* und *ming* informieren über die jeweilige »Intensität« des Yin- beziehungsweise Yang-Aspekts.)

Kapitelweise werde ich Sie darüber informieren, wie die einzelnen Meridiane heute in der computergestützten Analytik aufgefasst werden. Außerdem zeige ich Ihnen an konkreten

Beispielen, auf welche gesundheitlichen Störungen es hinweisen kann, wenn bestimmte Punkte auf der jeweiligen Energiebahn blockiert sind.

Und dann wird natürlich auch über die Organe zu sprechen sein, mit denen die Meridiane untrennbar verbunden sind und die ihnen auch ihren Namen geben (jedenfalls im üblichen europäischen Sprachgebrauch).

ABER VORSICHT: Bitte führen Sie sich dabei unbedingt vor Augen, dass sich in der traditionellen chinesischen Medizin das Verständnis der »Organe« erheblich von dem unterscheidet, das uns schon aus Schulzeiten geläufig ist. Denn die alte chinesische Medizin interessiert sich bedeutend weniger für Strukturen, für Anatomie und Physiologie als die westliche. Bei ihr stehen immer funktionelle Zusammenhänge im Mittelpunkt wie Aufnehmen und Ausscheiden, Aktivieren und Beruhigen, Speichern und Verbreiten, Bewahren und Transformieren.

Die TCM kennt fünf solcher Funktionskreise:

- Lunge
- Milz/Pankreas
- Herz
- Niere und
- Leber.

Bei diesen handelt es sich der TCM zufolge um die sogenannten Speicherorgane. Sie produzieren, transformieren, regulieren und speichern die Grundsubstanzen im Körper und gelten als Yin und besonders bedeutsam. Ihnen jeweils beigeordnet ist ein »Fu«-, ein sogenanntes »Hohlorgan« (Yang):

- Dickdarm
- Magen
- Dünndarm
- Harnblase und
- Gallenblase.

Die Aufgabe dieser Hohlorgane, die manchmal auch als »vitale Organe« bezeichnet werden, besteht im Wesentlichen darin, den Teil der Nahrung, der in die Grundsubstanzen umgewandelt werden soll, aufzunehmen und aufzuschlüsseln. Darüber hinaus sorgen sie für Abtransport sowie Ausscheidung der »unbrauchbaren« Reste. Hierbei geht es also um Verstoffwechseln und Verdauen.

Nach der Fünf-Elemente-Lehre entspricht jedes dieser »Organ«-Pärchen einer bestimmten Wandlungsphase und steht darüber hinaus in enger Verbindung zu einem Sinnesorgan und einer der neun Körperöffnungen.

Die »Steckbriefe«, die Sie in den entsprechenden Meridian-Kapiteln lesen werden, erteilen im Einzelnen Auskunft über diese und weitere Beziehungsmuster, denen in der alten chinesischen Medizin besonders diagnostisch große Bedeutung beigemessen wurde.

Und um Ihnen einen kleinen Eindruck davon zu geben, wie im alten China die Gesamtheit der Körperfunktionen aufgefasst wurde, möchte ich dieses Kapitel mit einem Zitat aus dem *Lingshu* beenden, dem zweiten Teil des »Klassikers des Gelben Kaisers zur Inneren Medizin«. Darin heißt es:

»Die Funktion der Lungen hängt eng mit der Dickdarmtätigkeit zusammen. Die wichtigste Aufgabe des Dickdarms ist die Ausscheidung von Schlacken aus dem Körper. Das Herz hängt funktionell mit dem Dünndarm zusammen. Der Dünndarm hat im Wesentlichen die Nahrung aufzunehmen, die ihm vom Magen zugeleitet wird. Die Leber hängt mit der Gallenblase zusammen, in die sich die Ausscheidungen der Leber ergießen. Die Milz steht in Verbindung mit dem Magen, der ein Aufnahmeorgan für Energie ist. Zusammen gehören auch Nieren und Blase, in der sich die ausgeschiedenen Körperflüssigkeiten sammeln. Das Hohlorgan des Dreifachen Erwärmers steht ebenfalls mit der Blase in Verbindung. Da die Nieren mit der Blase zusammenhängen, kann der Dreifache Erwärmer sich auch auf die Nieren auswirken. Die Niere hat einen Meridianverlauf bis hinauf zum Brustkorb, wo sie mit der Lunge in Energieaustausch tritt. Die Lungen werden speziell vom Oberen Erwärmer beeinflusst. So ergibt sich, dass die Nieren zugleich auf den Unteren, den Mittleren und den Oberen Erwärmer einwirken können. Die Wirkung des Unteren Erwärmers zeigt sich in der Blasentätigkeit, die ja ebenfalls von der Niere abhängt. Der Dreifache Erwärmer ist ein Kanal, der Flüssigkeiten durch den ganzen Körper transportiert. Auch deshalb steht dieses Hohlorgan in besonders enger Beziehung zur Blase.«

Und damit sage ich erst einmal: *zhùnǐgōngzuòyúkuài* – viel Spaß!

(Wobei ich nur hoffen kann, dass mir die Sinologiestudentin, von der ich diese Redewendung habe, keinen Bären aufgebunden hat.)

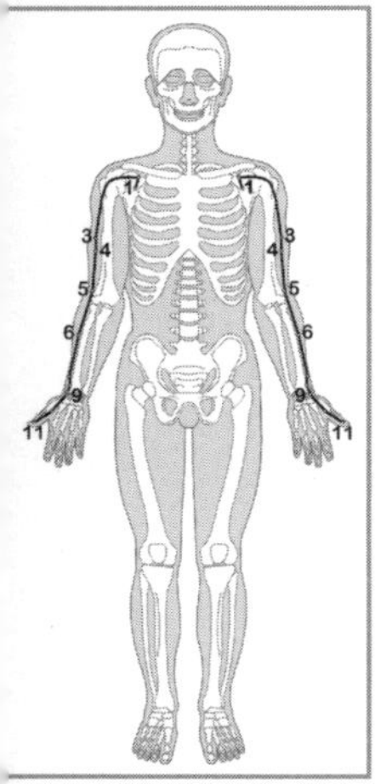

FÜNF

Regiert das Immunsystem: Lungenmeridian der Hand-Taiyin

Steckbrief »Lunge«

Die Lunge ist das Zang-, das Speicher-Organ (Yin) im Funktionskreis Lunge.

Sie regiert das Qi, die Wasserwege im Körper und das Äußere des Menschen.

In der Fünf-Elemente-Lehre wird die Lunge der Wandlungsphase Metall zugeordnet.

Bedeutende Bezüge und Zuordnungen

Körperpartien: Brust, Innenseite der Arme
Gewebe/Flüssigkeiten: Haut und Schleimhäute
Speichert: Qi
Zugeordnetes Sinnesorgan: Nase
Sinn: Riechen
Geschmack: scharf
Jahreszeit: Herbst
Himmelsrichtung: Westen
Gefährlicher Wetterfaktor: Trockenheit
Farbe: weiß
Geistig-Psychisches: Rechtschaffenheit, Mut, »Loslassen«, Anpassungsfähigkeit, Urvertrauen

Bei Störung: Trauer, Depression, Kummer
Stressreaktion: »Klammern«
Gefühlsäußerung: Weinen

Was schon der Gelbe Kaiser wusste

Störungen des energetischen Geschehens in diesem Meridian schwächen den gesamten Organismus. Insbesondere können sie zu Schwellung und Überfüllung der Lunge, zu Husten und Keuchen führen.

Verschlimmert sich der Husten, kommt es oft zu Schmerzen im Schulterbereich und unter den Achseln. Auch das Sehvermögen kann in Mitleidenschaft gezogen werden.

Lassen sich die Störungen auf innere Einflüsse zurückführen, so kommt die Fließrichtung des Qi durcheinander, statt aufwärts steigt es abwärts. Großer Durst kommt auf. Es kann zu Niedergeschlagenheit, Beklemmungen in der Brust, zu Schmerzen und Kältegefühl im vorderen Oberarm kommen sowie zu Entzündungen der Handflächen.

Ist übermäßige Fülle die Ursache der Störung, können Schulterschmerzen, vermehrte Schweißbildung, Kälteschauer und häufiger Harndrang die Folge sein.

Geht die Störung auf Energiemangel im Lungenmeridian zurück, kann es ebenfalls zu Schmerzen im Bereich der Schulter kommen, sowie zu Kälteempfindlichkeit, Kurzatmigkeit und Verfärbung des Urins.

Die Energieleitbahn der Lunge in der modernen Meridiandiagnostik

Der Meridian der Lunge wird dem Immunsystem zugeordnet. Das heißt: Wenn »die Lunge abfällt«, wie wir sagen, ist davon auszugehen, dass die Abwehrkräfte im Körper insgesamt geschwächt sind. Ferner regelt der Lungenmeridian den Sauerstoffhaushalt sowie den gesamten Energieablauf im Organismus. Darüber hinaus bestehen enge Verbindungen mit der Hautoberfläche.

Psychisch können sich Störungen auf diesem Meridian in Form von Kummer, Angst, Reuegefühlen oder Depressionen niederschlagen.

Außerdem ergeben sich eventuelle Hinweise auf Erkrankungen der Atemwege, der Haut oder auf ein Narbenstörfeld am Oberarm (beispielsweise durch die früher übliche Art der Pockenimpfung).

Der Lungenmeridian verweist auf den zweiten und dritten Halswirbel sowie auf die Kieferpartie und die Vorder- und Rückseite des Knies.

Die wichtigsten Hinweispunkte und ihre mögliche Bedeutung

Lu 1: Lungenkrankheiten, Asthma bronchiale, Emphysem (Überblähung der Lunge), juckende Dermatosen

Lu 3: Augenlidzuckungen, Ohrensausen, Brachialgien (nervlich bedingte Schmerzen im Arm), Vertigo (Schwindel), Zephalgien (Kopfschmerzen), Epistaxis (Nasenbluten)

Lu 4: Husten, Schmerzen im Thorax (Brustkorb), Oberarmschmerzen

Lu 5: Tachypnoe (überhöhte Atmung), hitzige Haut, Nierenschmerzen, grippale Infekte, Herpes Zoster, Restinfekte, Halsschmerzen, Schwellungen des Halses (Strumadisposition), Trockenheitsheteropathien, Hyperhydrosis palmaris (schwitzige Hände), Myokarditis (Herzmuskelentzündung) und Endokarditis (Entzündung der Herzinnenhaut), Pleuritis (Brustfellentzündung), Obstipation (Verstopfung)

Lu 6: Ellbogen- und Unterarmschmerz

Lu 9: Dysenterie (Ruhr), Flatulenzen, kalte Extremitäten, abdominelle (Unterleibs-)Schmerzen, Prolapsus Ani (Darmsenkung), Heiserkeit, Pseudokrupp, periodisches Fieber, Unruhe, Nervosität, Dyshidrosis (Ekzem), Frostigkeit, Dyspnoe (erschwerte Atemtätigkeit), Adynamie (allgemeiner Erschöpfungszustand), Schwäche, Kraftlosigkeit, Hämoptoe (Bluthusten), Interkostalneuralgien (Nervenschmerzen zwischen den Rippen)

Lu 11: Angina, Pharyngitis (Rachenentzündung), Pertussis (Keuch- und Stickhusten)

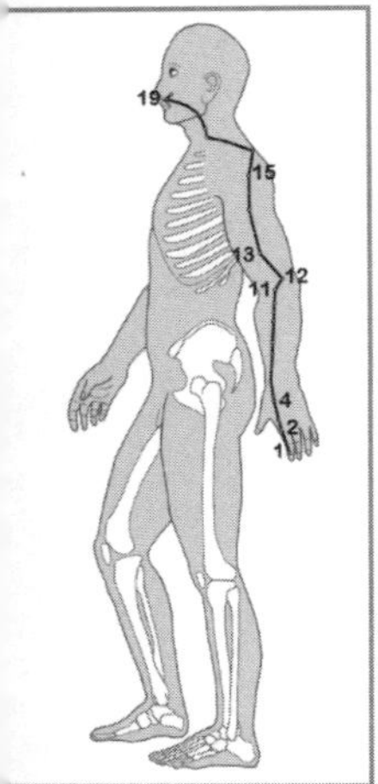

SECHS

Beherrscht das Lymphsystem: Dickdarmmeridian der Hand-Yangming

Steckbrief »Dickdarm«

Der Dickdarm ist das Fu-, das Hohl-Organ (Yang) im Funktionskreis Lunge.

Er spielt eine bedeutende Rolle bei der Regulierung der Körperflüssigkeiten.

In der Fünf-Elemente-Lehre wird der Funktionskreis Lunge der Wandlungsphase Metall zugeordnet.

Bedeutende Bezüge und Zuordnungen

Körperpartien: Brust, Innenseite der Arme
Gewebe/Flüssigkeiten: Haut und Schleimhäute
Zugeordnetes Sinnesorgan: Nase
Sinn: Riechen
Geschmack: scharf
Jahreszeit: Herbst
Himmelsrichtung: Westen
Gefährlicher Wetterfaktor: Trockenheit
Farbe: weiß
Geistig-Psychisches: Rechtschaffenheit, Mut, »Loslassen«, Anpassungsfähigkeit, Urvertrauen

Bei Störung: Trauer, Depression, Kummer
Stressreaktion: »Klammern«
Gefühlsäußerung: Weinen

Was schon der Gelbe Kaiser wusste

Störungen im Verlauf des Dickdarmmeridians, die auf äußere Einflüsse zurückgehen, manifestieren sich mitunter in Form von Zahnschmerzen und Nackensteife. Außerdem sind oft zu beobachten: gelbliche Augenfarbe, trockener Mund, verstopfte Nase, Nasenbluten, ausgetrocknete Kehle, Schmerzen im vorderen Schulterbereich und im Arm, Schmerzen im und Versteifungen des Zeigefingers.

Liegt der Störung ein Energieüberschuss zugrunde, kann ein sensibler Heiler über dem gesamten Verlauf des Meridians Wärme empfinden. Es kommt auf dieser Bahn mitunter auch zu Schwellungen und Entzündungen.

Kältegefühl und Frösteln treten dagegen auf, wenn der Störung ein energetischer Mangel im Dickdarmmeridian zugrunde liegt.

Die Energieleitbahn des Dickdarms in der modernen Meridiandiagnostik

Der Meridian des Dickdarms wird dem Lymphsystem zugeordnet. Störungen auf dieser Energiebahn können sich daher auf die Funktionen aller inneren Drüsen auswirken. Außerdem besteht eine enge Verbindung mit dem Bindegewebe.

Psychisch können Störungen auf diesem Meridian mit dem Verlust des inneren Gleichgewichts einhergehen.

Hinweise ergeben sich darüber hinaus oft auf Schulter, Kiefergelenk, auf Mandel- und Rachenentzündungen, auf Verstopfung und Blähungen.

Der Dickdarmmeridian ist mit dem sechsten und siebten Halswirbel verbunden.

Die wichtigsten Hinweispunkte und ihre mögliche Bedeutung

Di 1: Fieber, Übelkeit und Brechreiz, Mundtrockenheit, Mattigkeit, Afterfissuren, Zahnschmerzen, Glaukom (grüner Star), Thoraxkongestion (Blutandrang im Oberkörper), Dyspnoe (erschwerte Atemtätigkeit)

Di 2: Bauchschmerzen, Unruhe, Mattigkeit, Fieber, Nasenbluten, Mundtrockenheit, Fieber, Übelkeit, Nasenkatarrh (Rhinitis, akute Nasenschleimhauterkrankung), Obstipation (Verstopfung), Rückenschmerzen (Polymyalgia rheumatica)

Di 4: Heuschnupfen, Nachtschweiß, Schlaflosigkeit, Nervosität, Unruhe, Heiserkeit, große Schwäche, Frostigkeit, Tinnitus, Glaukom (grüner Star)

Di 11: Grippale Infekte, Tennisellbogen, Bursitis (Schleimbeutelentzündung), Paresen (Lähmungserscheinungen) der gesamten Arm- und Schultermuskulatur, Durchblutungsstörungen der Arme, Hydrantenstühle (schwallartige Form des Durchfalls), Phantomschmerzen, Angina, Abdomenschmerz, Meteorismus (Blähsucht, meistens im Dickdarm), Laryngitis (Kehlkopfentzündung), Hitzeheteropathien (übermäßiges Yang in der Pulsdiagnostik), Flatulenzen

Di 12: Schmerzen, Kontraktion oder Taubheit des Ellbogens und des Armes

Di 13: Kontraktion und Schmerzen des Ellbogens

Di 15: Paresen (Lähmungserscheinungen), Neuralgien sowie rheumatische Schmerzen der oberen Extremitäten und des Schultergürtels

Di 19: Verstopfte Nase, Nasenbluten

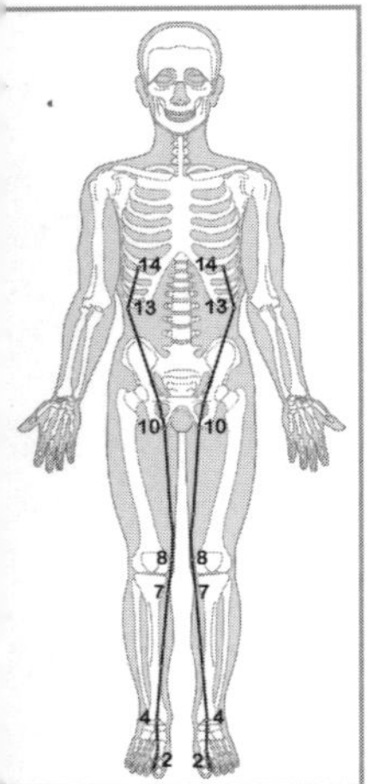

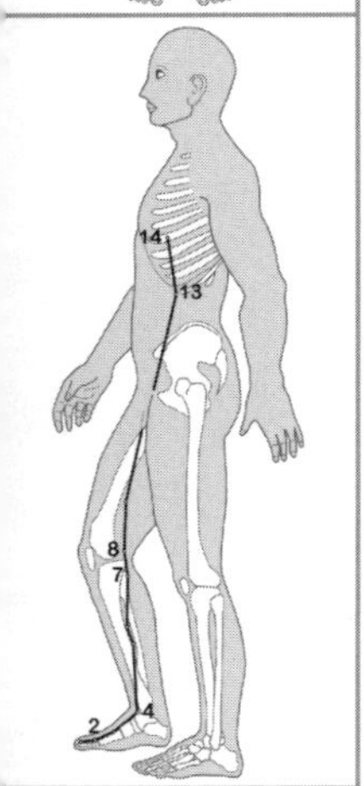

SIEBEN

Kontrolliert Proteinstoffwechsel und Entgiftung: Lebermeridian der Fuß-Yueyin

Steckbrief »Leber«

Die Leber ist das Zang-, das Speicher-Organ (Yin) im Funktionskreis Leber.

Sie beherrscht die Dynamik des Fließens und Ausbreitens, harmonisiert die Emotionen, speichert das Blut, kontrolliert die Gallensekretion und spielt eine bedeutende Rolle bei der Verdauung.

In der Fünf-Elemente-Lehre wird die Leber der Wandlungsphase Holz zugeordnet.

Bedeutende Bezüge und Zuordnungen

Körperpartien: Innenseite der Beine, Leisten, Zwerchfell, Rippen

Gewebe/Flüssigkeiten: Sehnen, Faszien (Muskel- und Bindegewebshaut)

Speichert: Blut

Zugeordnetes Sinnesorgan: Augen

Sinn: Sehen

Geschmack: sauer

Jahreszeit: Frühling

Himmelsrichtung: Osten
Tageszeit: Morgen
Gefährlicher Wetterfaktor: Wind
Farbe: grün
Geistig-Psychisches: Freundlichkeit, Fantasie, Elan, Durchsetzungsvermögen
Bei Störung: Ärger, Zorn, Wut
Stressreaktion: Schluckauf
Gefühlsäußerung: Rufen

Was schon der Gelbe Kaiser wusste

Schmerzen in der Nierengegend, Hexenschuss, Blockaden des Hüftgelenks, Hodenschmerzen beim Mann, Unterleibsschwellungen bei der Frau, trockene Kehle, gräuliche Gesichtsfarbe und matter Teint können auf Störungen des Lebermeridians hindeuten, denen äußere Ursachen zugrunde liegen.

Handelt es sich um eine endogene Störung, treten eventuell auf: Beklemmung in der Brust, Erbrechen, Schluckauf, Durchfall, Verlust der Kontrolle über die Blasenfunktion und blockierter Harnfluss.

Die Energieleitbahn der Leber in der modernen Meridiandiagnostik

Der Lebermeridian ist für den Protein-(= Eiweiß-)Stoffwechsel und insgesamt für die Entgiftung des Körpers »zuständig«. Das namengebende Organ gilt daher auch als die »Organpolizei«.

Störungen in diesem Meridian (die meistens mit Blockaden der Energiebahn der Gallenblase einhergehen) wirken sich auf den gesamten Organismus aus. Psychisch äußern sie sich häufig in Form von Unzufriedenheit (»Mir ist eine Laus über die Leber gelaufen.«).

Mitunter ergeben sich durch die Analyse des Lebermeridians auch Hinweise auf einen (überstandenen, sich anbahnenden oder »versteckten«) Herzinfarkt, auf Thrombosen, Augenprobleme oder Bindegewebserkrankungen sowie Probleme mit den Hüftgelenken.

Auch Phänomene wie verstärkter Nachtschweiß, Verstopfung, Krampfadern und Hämorrhoiden werden mit Störungen des Lebermeridians in Verbindung gebracht. Eine hohe toxische Belastung des Körpers wird ebenfalls selten ohne Hinweis auf Blockaden in dieser Energieleitbahn abgehen.

Die wichtigsten Hinweispunkte und ihre mögliche Bedeutung

Le 2: Getrübte geistige Präsenz, epileptoide Äquivalente (Krampfneigung), Antriebslosigkeit, Anorexia nervosa (Magersucht), Drehschwindel, Lumbago (Kreuzschmerzen), Brennen und Müdigkeit der Augen, Ekzeme, arthritische Schmerzen, Interkostalneuralgien (Nervenschmerzen im Zwischenrippenbereich), schneller Wechsel von Verstopfung und Durchfall, Tympanie (Blähsucht), Epitaxis (Nasenbluten), Metritis (Entzündung der Gebärmuttermuskulatur), Darmkrämpfe, Blepharokonjunktivitis (Augenlid- und Bindehautentzündung), Faszialisirritation (Reizung der Gesichtsnerven), Fluor albus (Weißfluss)

Le 4: Penisschmerz, Dysurie (Schwierigkeiten beim Wasserlassen), Oligurie (zu geringe Urinmenge), Zystitis (Entzündung der Harnblase), Leberschwellung, Subikterus (schwach ausgeprägte Form der Gelbsucht), Gelenkschmerzen in den unteren Extremitäten

Le 7: Arthritis, Arthrose des Kniegelenks, Impotenz, Reizdarm, Unterleibsschmerzen, Hepatopathien (Lebererkrankungen), Asthma

Le 8: Hodenschwellungen, Orchitis (Hodenentzündung), Dysurie (Schwierigkeiten beim Wasserlassen), Prostataschmerzen, Vertigo (Schwindel), Kopfschmerzen, Absencen, Pharyngitis (Rachenentzündung), Ohrensausen, Augenschmerzen, Reizbarkeit, Krampfadern, Urtikaria (Nesselfieber), Geschwüre, Durchfall

Le 10: Enuresis (Einnässen), Harnverhalt

Le 13: Hepatitis, Tetanus (Wundstarrkrampf), Fieber, Brechreiz, Abmagerung, allgemeiner Kräfteverfall, ständiges Frösteln, Inappetenz (Appetitlosigkeit)

Le 14: Pneumonie (Lungenentzündung), grippöse Restinfekte, Völlegefühl, Durchfall, Nausea (Übelkeit), Gastritis (Magenschleimhautentzündung), Menstruationsstörungen, Hitzewallungen, unruhiger Schlaf mit Albträumen, Pharyngitis (Rachenentzündung), Dyspepsie (Reizmagen)

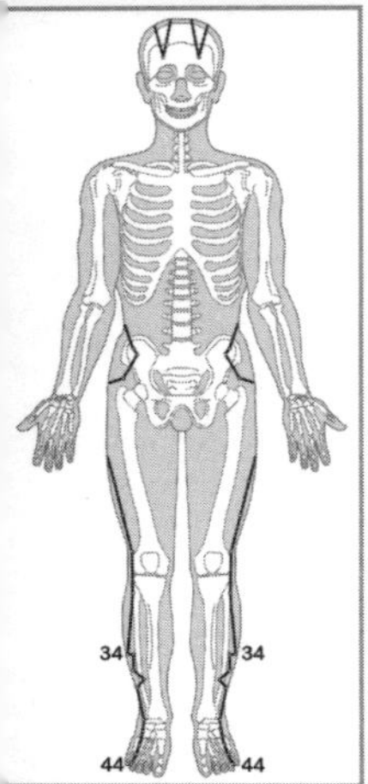

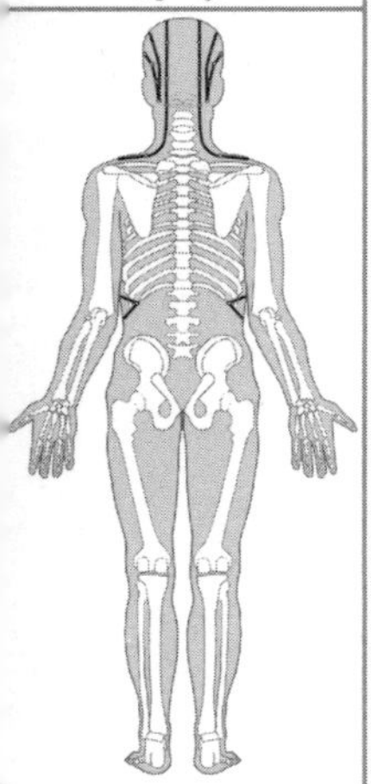

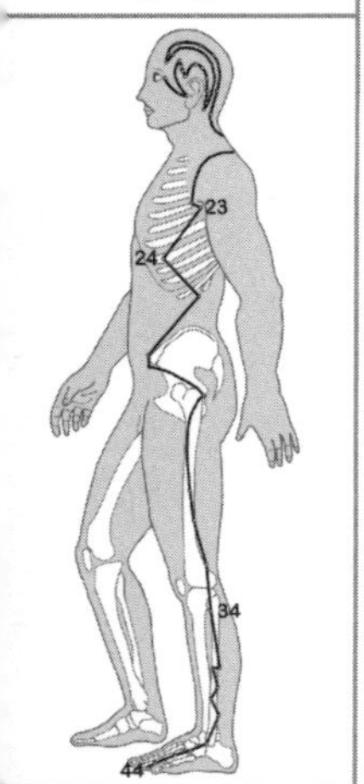

ACHT

Beherrscht den Fettstoffwechsel: Gallenblasenmeridian der Fuß-Shaoyang

Steckbrief »Gallenblase«

Die Gallenblase ist das Fu-, das Hohl-Organ (Yang) im Funktionskreis Leber.

Sie speichert die Gallenflüssigkeit, die vom überschüssigen Qi der Leber produziert wird, und befördert sie abwärts zum Darm. Dort trägt sie ihren Teil zur Verdauung bei.

In der Fünf-Elemente-Lehre wird der Funktionskreis Leber der Wandlungsphase Holz zugeordnet.

Bedeutende Bezüge und Zuordnungen

Körperpartien: Innenseite der Beine, Leisten, Zwerchfell, Rippen

Gewebe/Flüssigkeiten: Sehnen, Faszien (Muskel- und Bindegewebshaut)

Zugeordnetes Sinnesorgan: Augen

Sinn: Sehen

Geschmack: sauer

Jahreszeit: Frühling

Himmelsrichtung: Osten

Tageszeit: Morgen
Gefährlicher Wetterfaktor: Wind
Farbe: grün
Geistig-Psychisches: Entscheidungsfähigkeit
Bei Störung: Ärger, Zorn, Wut
Stressreaktion: Schluckauf
Gefühlsäußerung: Stöhnen, Ächzen

Was schon der Gelbe Kaiser wusste

Ist der Gallenblasenmeridian aufgrund äußerer Einflüsse gestört, manifestiert es sich durch einen bitteren Geschmack im Mund, durch Rippenschmerzen, Schwierigkeiten, den Körper zu drehen, durch eine gräuliche Gesichtsfarbe und einen matt wirkenden Teint. Oder auch (was auf fehlgeleiteten Fluss des Qi nach oben zurückgeht) durch ein unangenehmes Brennen am Seitenrand des Fußes.

In der alten chinesischen Medizin galt der Gallenblasenmeridian auch als »Herrscher über die Erkrankungen der Knochen«. Mögliche Folgen von Störungen in diesem Bereich sind daher: Kopfschmerzen, Kieferbeschwerden, Schmerzen am seitlichen Augenwinkel, Schmerzen und Schwellungen im Bereich des Schlüsselbeins, Schwellungen der Achseln, der Halsdrüsen, plötzlicher Schweißausbruch, Frösteln, Cholera, Schmerzen im Brustkorbbereich, seitlich des Knies, an den Gelenken sowie Steifigkeit in der vierten Zehe.

Die Energieleitbahn der Gallenblase in der modernen Meridiandiagnostik

Der Gallenblasenmeridian, die Yang-Leitbahn im Funktionskreis »Leber«, steht in enger Verbindung mit den Meridianen von Milz/Pankreas sowie der Leber selbst.

Wenn der Gallenblasenmeridian erheblich abfällt, bitten wir unsere Patienten in den meisten Fällen, abklären zu lassen, ob eventuell Gallensteine vorliegen.

Störungen dieses Meridians weisen ferner häufig auf eine Ischialgie oder auf Probleme mit den Augen hin (Glaukom), sie können aber auch im Zusammenhang mit einer Blinddarmentzündung stehen.

Weitere potenzielle Bezüge: rheumatische Beschwerden im Kniebereich, Herzkranzgefäße, peripheres Nervensystem.

Die wichtigsten Hinweispunkte und ihre mögliche Bedeutung

Ga 23: Oberbauchsyndrom, Cholezystopathien (mit Störungen der Gallenabsonderung und -ausscheidung verbundene Krankheiten), Ikterus (Gelbsucht), Leberschmerzen, Kardiophobie (Herzangst), Gallenkoliken, Pleuritis (Brustfellentzündung)

Ga 24: psychische Labilität, Cholestase (Steine oder andere mechanische Behinderungen in den Gallenwegen), mesenteriale (im Darm befindliche) Durchblutungsstörungen, Meteorismus (Blähsucht), Schreckhaftigkeit, Erschöpfung, Pubertätsmagersucht, Hyperbilirubinämie (kann zu Gelbsucht führen)

Ga 34: Ischialgien, Schmerzen im Kniegelenk, Schmerzen

im Thoraxbereich, Hemiplegie (Halbseitenlähmung), Lähmungen der unteren Extremitäten

Ga 44: Muskelkrämpfe der Extremitäten, »Kopfhitze«, »Feuchtigkeitsbefall«, Tinnitus, Zephalgien (Kopfschmerzen), Glaukom (grüner Star), Phobien, Herzdruck, Lampenfieber und andere Formen der Nervosität

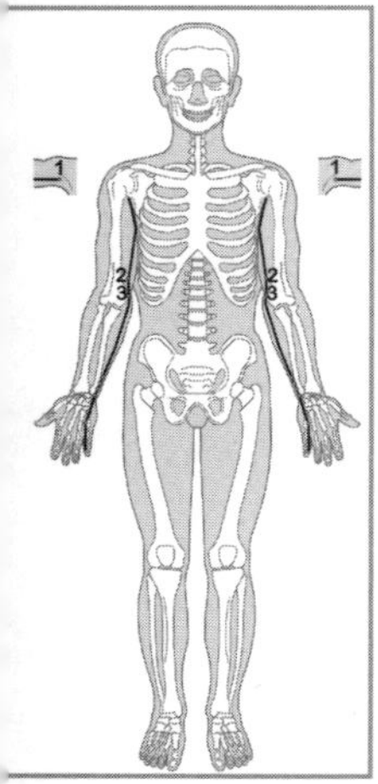

NEUN

Steuert das Gefühlsleben: Herzmeridian der Hand-Shaoyin

Steckbrief »Herz«

Das Herz, das in der Medizin der alten Chinesen oft auch als »Monarch« des Körpers bezeichnet wird, ist das Zang-, das Speicher-Organ (Yin), im Funktionskreis Herz.

Es regiert das Blut und die Blutbahnen und speichert Shen – den Geist.

In der Fünf-Elemente-Lehre wird das Herz der Wandlungsphase Feuer zugeordnet.

Bedeutende Bezüge und Zuordnungen

Körperpartien: Achselhöhlen, Innenseite der Arme
Gewebe/Flüssigkeiten: Blut und Schweiß
Speichert: die Lymphflüssigkeit
Zugeordnetes Sinnesorgan: Zunge
Sinnesäußerung: Sprechen
Geschmack: bitter
Jahreszeit: Sommer
Himmelsrichtung: Süden
Tageszeit: Mittag
Gefährlicher Wetterfaktor: Hitze

Farbe: rot

Geistig-Psychisches: Freude, Liebe, Enthusiasmus, Selbstbewusstsein, Konzentrationsfähigkeit, Offenheit

Bei Störung: Ungeduld, Launenhaftigkeit, Arroganz

Stressreaktion: Hüsteln

Gefühlsäußerung: Lachen

Was schon der Gelbe Kaiser wusste

Ist der Herzmeridian aufgrund äußerer Einflüsse gestört, können auftreten: trockene Kehle, Herzschmerzen, großer Durst. Dies kann damit zusammenhängen, dass die Energie nicht in die normale Richtung fließt und statt den Arm abwärts nach oben strömt.

Störungen, die endogene Ursachen haben, äußern sich durch: gelbliche Verfärbung des Augapfels, Rippenschmerzen, Schmerzen an der Innenseite der Arme, die mit Kälteempfindungen einhergehen können, Entzündungen der Handinnenflächen.

Die Energieleitbahn des Herzens in der modernen Meridiandiagnostik

Da der Herzmeridian mit der Gefühlswelt verbunden ist, gilt er auch als Spiegel der Psyche. Blockaden auf dieser Leitbahn hängen deshalb vielfach mit emotionalen Problemen wie Angstzuständen oder Depressionen und anderen womöglich psychosomatisch bedingten Beschwerdebildern zusammen.

Hinweise ergeben sich gegebenenfalls auch auf: Herz- und

Herzrhythmusstörungen, Migräne, Epilepsie, Verdauungsstörungen, Schmerzen im Handgelenk, Reizblase, HWS-Syndrom (Beschwerden im Bereich der Halswirbelsäule).

Bei energetischen Entgleisungen auf der Leitbahn des Herzens sind darüber hinaus stets auch Probleme im zentralen Nervensystem mit ins Kalkül zu ziehen.

Auch Magenkrämpfe, Angina Pectoris oder Durchblutungsstörungen der Arme sowie Arthrose in den Fingergelenken können Folge beziehungsweise Ausdruck einer »Herz-Blockade« sein.

Bei Patienten, deren Herzmeridian stark abfällt, erkundige ich mich gegebenenfalls, ob sie Betablocker einnehmen. Wenn ja, lasse ich mir beim nächsten Besuch eine Tablette mitbringen, und wir testen sie auf ihre Wirksamkeit. Erfahrungsgemäß erzielen Betablocker nämlich nicht unbedingt die erwünschte Wirkung. Aber glücklicherweise gibt es heutzutage auch schon andere Möglichkeiten der Blutdrucksenkung.

Die wichtigsten Hinweispunkte und ihre mögliche Bedeutung

He 1: Herzschmerzen, Durchblutungsstörungen der Arme, epigastrische Schmerzen (im Oberbauch)

He 2: Schmerzen im Schulter-Arm-Bereich

He 3: Herzrhythmusstörungen, psychosomatisches Syndrom, Schwindel, Antriebsschwäche, Bronchitis, Mattigkeit, Angina Pectoris, Zittern der Hand, Taubheit der Arme, neurotische Krisen

ZEHN
Macht Stimmung:
Dünndarmmeridian der Hand-Taiyang

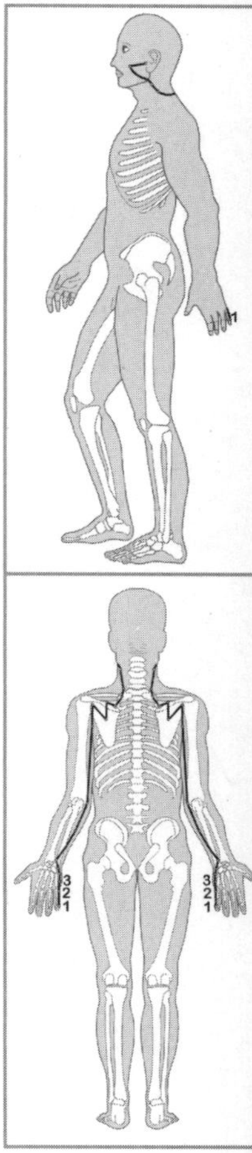

Steckbrief »Dünndarm«

Der Dünndarm ist das Fu-, das Hohlorgan (Yang), im Funktionskreis des Herzens.

Er trägt das Seine zur Trennung von »reinen« und »trüben« Nahrungsbestandteilen bei. Die »reinen« sendet er zur Milz, die »trüben« zwecks endgültiger Ausscheidung zum Dickdarm.

In der Fünf-Elemente-Lehre wird der Funktionskreis des Herzens der Wandlungsphase Feuer zugeordnet.

Bedeutende Bezüge und Zuordnungen

Körperpartien: Achselhöhlen, Innenseite der Arme
Gewebe/Flüssigkeiten: Blut und Schweiß
Zugeordnetes Sinnesorgan: Zunge
Sinnesäußerung: Sprechen
Geschmack: bitter
Jahreszeit: Sommer
Himmelsrichtung: Süden
Tageszeit: Mittag
Gefährlicher Wetterfaktor: Hitze

Farbe: rot
Geistig-Psychisches: Freude, Liebe, Enthusiasmus, Selbstbewusstsein, Konzentrationsfähigkeit, Offenheit
Bei Störung: Ungeduld, Launenhaftigkeit, Arroganz
Stressreaktion: Hüsteln
Gefühlsäußerung: Lachen

Was schon der Gelbe Kaiser wusste

Symptome einer exogenen Störung des Dünndarmmeridians sind unter anderen: trockene Kehle, Schwellungen im Bereich des Unterkiefers in Zusammenhang mit Nackensteifigkeit, reißende Schmerzen in der Schulter.

Mögliche endogene Störungen des Dünndarmmeridians äußern sich oft in: Schwerhörigkeit und Taubheit; aber auch schmerzhafte Schwellungen der Nacken- und/oder Wangenpartie, sowie Schmerzen in der Schulter (außen) können die Folge einer Blockade dieser Leitbahn sein.

Aufgrund der Funktion des mit ihm verbundenen Zang-Organs muss der Dünndarm immer in Betracht gezogen werden, wenn irgendwo im Körper Störungen des Flüssigkeitshaushaltes beobachtet werden.

Die Energieleitbahn des Dünndarms in der modernen Meridiandiagnostik

Energetische Störungen des Dünndarmmeridians werden mit vielen, ganz verschiedenen Beschwerdebildern in Verbindung gebracht, unter anderem mit Nahrungsmittelallergien, Tinnitus, Darmpilzen (die oftmals zu Heißhunger auf Süßigkeiten führen).

In erster Linie ist jedoch die Verbindung dieser Leitbahn mit der Psyche in Betracht zu ziehen. Störungen können sich in Form von Erregungszuständen äußern, aber auch als Vereinsamung, als Gefühl des »Nicht-geliebt-Werdens«, oder insgesamt als nervöse Erschöpfung manifestieren.

Außerdem schlagen sich Störungen des Dünndarmmeridians auch häufig im Verdauungstrakt nieder, so zum Beispiel im Magen.

Darüber hinaus ist im Einzelfall zu prüfen, ob ein Herdgeschehen im Bereich der Stirn- oder Nasennebenhöhlen für einen Abfall des Dünndarmmeridians verantwortlich ist.

Auch wäre zu prüfen, ob sich eventuell eine (Blinddarm-) Narbe irritierend auf das energetische Geschehen auswirkt. Diese müsste gegebenenfalls entstört werden. Laserbehandlungen empfehlen sich dafür sehr.

Weitere mögliche Bezüge des Dünndarmmeridians: Neuralgie, Probleme mit der Achillessehne, Herz, Kreislauf, Ellbogen, kleiner Finger.

Die wichtigsten Hinweispunkte und ihre mögliche Bedeutung

Dü 1: Bewusstlosigkeit, Halsentzündung, Mangel an Muttermilch

Dü 2: Unspezifische Entzündungen, Schmerzen in den Fingergelenken, Brachialgien (Schmerzen im Arm), Myopathien (Muskelerkrankungen)

Dü 3: Zervikalsyndrom, Erregtheit, Lumbago (Kreuzschmerzen), Unruhe, Ohrensausen, Zystitis (Entzündung der Harnblase), Reizblase, Schwerhörigkeit, Pharyngitis (Rachenentzündung), Dysfunktionen der Geschlechtsorgane, Psycholabilität, Neurosen, Meningitis (Hirnhautentzündung), Malaria, Nachtschweiß, fiebrige Erkrankungen

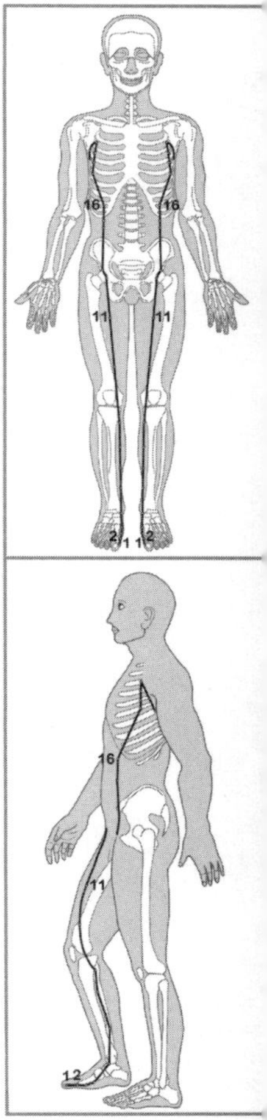

ELF

Regelt das vegetative Nervensystem: Milz/Pankreasmeridian der Fuß-Taiyin

Steckbrief »Milz«

Die Milz ist das Zang-, das Speicher-Organ (Yin) im Funktionskreis der Milz.

»Die Milz regiert die Aufwärtsbewegung des »Reinen«, »Klaren«.« In der alten chinesischen Medizin gilt sie als primäres Verdauungsorgan und trägt entscheidend dazu bei, Nahrung in Qi und Blut umzuwandeln.

In der Fünf-Elemente-Lehre wird die Milz der Wandlungsphase Erde zugeordnet.

Bedeutende Bezüge und Zuordnungen

Körperpartien: Gesicht, Brust, Beine (seitlich), Leisten
Gewebe/Flüssigkeiten: Muskeln, Bindegewebe
Speichert: Shen, den Geist
Zugeordnetes Sinnesorgan: Mund, Lippen
Sinne: Geschmackssinn
Geschmack: süß
Jahreszeit: Spätsommer
Himmelsrichtung: Zentrum

Tageszeit: Nachmittag
Gefährlicher Wetterfaktor: Feuchtigkeit
Farbe: gelb
Geistig-Psychisches: Ausgeglichenheit, Mitgefühl, Nachdenklichkeit, Sinn für Gerechtigkeit, Authentizität
Bei Störung: Sich-Sorgen-Machen, Grübeln, Wehleidigkeit
Stressreaktion: Zittern
Gefühlsäußerung: Singen

Was schon der Gelbe Kaiser wusste

Störungen des Milz/Pankreas-Meridians, die auf äußere Einflüsse zurückzuführen sind, manifestieren sich in Form folgender Störungen beziehungsweise lösen unter anderem die folgenden Störungen aus: Unbeweglichkeit der Zungenwurzel, Erbrechen, Magenschmerzen nach dem Essen, Darmschwellungen, Aufstoßen, Wohlgefühl nach Aufstoßen oder Ablassen eines Darmwindes, an dessen Stelle aber anschließend sofort wieder Völlegefühl und ein unangenehmes Schwereempfinden im gesamten Körper sowie an den Extremitäten treten.

Als Symptome einer möglichen Milz-Störung wären zudem zu nennen: Schmerzen an der Zungenwurzel, Körpersteifheit, seelische Niedergeschlagenheit, plötzlich auftretende Schmerzen in der unteren Herzgegend, Durchfall und wässriger Stuhl, aber auch geringe Harnausscheidung und Verstopfung. Der Patient kann unter Schlafstörungen leiden. Hüften und Oberschenkel fühlen sich kalt an, die Knie sind womöglich geschwollen, unter Umständen kann er auch die große Zehe nur noch mit Mühe oder gar nicht bewegen.

Die Energieleitbahn von Milz/Pankreas in der modernen Meridiandiagnostik

Als »Herrscherin« über das vegetative Nervensystem gilt die Energieleitbahn von Milz/Pankreas auch als übergeordnete Steuerzentrale der gesamten Hormonproduktion im Körper. Zudem ist sie für den geregelten Informationsaustausch unter den Zellen »zuständig«. Aus diesen Gründen kommt ihr bei der Meridianmessung eine große Bedeutung zu.

Im Störungsfall empfehlen wir dem Patienten, Milz und Bauchspeicheldrüse schulmedizinisch abchecken zu lassen.

Weitere wichtige Stichpunkte im Zusammenhang mit dieser wichtigen Energiebahn: Völlegefühl im Oberbauch, Kribbeln an Beinen und Unterschenkeln, Nasennebenhöhlen, toxische Belastung durch Schwermetalle.

Störungen im Bereich des Milz/Pankreas-Meridians geben womöglich Anlass, den Patienten auf Diabetes zu untersuchen.

Außerdem gehen Blockaden, die auf dieser Energiebahn auftreten, oft auch mit einem eklatanten Mangel an Selbstvertrauen, mit Zukunftsangst, Freudlosigkeit und verallgemeinertem Pessimismus einher.

Die wichtigsten Hinweispunkte und ihre mögliche Bedeutung

MP 1: Schlaflosigkeit, Ekzeme, Erschöpfung

MP 2: Diarrhö (Durchfall), Redeunlust, Appetitmangel, Schwindel, Stimmungstiefs, Verdrießlichkeit, Übelkeit, Pankreas-Insuffizienz, Konzentrationsschwäche, Gewichtsabnahme, Hypertonie (Bluthochdruck)

MP 11: Urinverhalt, Bettnässen, Schmerzen und Schwellung der Leistengegend

MP 16: Bauchschmerzen, Verdauungsstörungen, Verstopfung

ZWÖLF

Erteilt Auskunft über den Säure-Basen-Haushalt: Der Magenmeridian der Fuß-Yangming

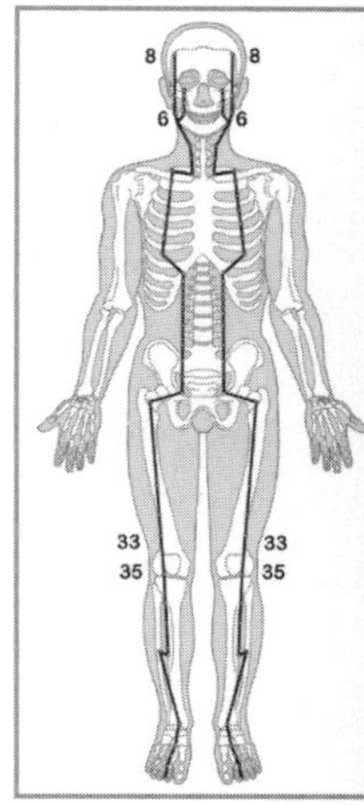

Steckbrief »Magen«

Der Magen ist das Fu-, das Hohlorgan (Yang) im Funktionskreis der Milz.

Er arbeitet eng mit der Milz zusammen, ergänzt die aufsteigende Bewegung, die dieser eigen ist, durch das Komplement: das Absteigen.

Im Magen beginnt die Aufschlüsselung der Nahrung. Deren »trübe« Anteile schickt er zur Weiterverarbeitung in den Dünndarm, alles »Reine« dagegen in die Milz.

Bedeutende Bezüge und Zuordnungen

Körperpartien: Gesicht, Brust, Beine (seitlich), Leisten
Gewebe/Flüssigkeiten: Muskeln, Bindegewebe
Zugeordnetes Sinnesorgan: Mund, Lippen
Sinne: Geschmackssinn
Geschmack: süß
Jahreszeit: Spätsommer
Himmelsrichtung: Zentrum
Tageszeit: Nachmittag
Gefährlicher Wetterfaktor: Feuchtigkeit

Farbe: gelb
Geistig-Psychisches: Ausgeglichenheit, Mitgefühl, Nachdenklichkeit, Sinn für Gerechtigkeit, Authentizität
Bei Störung: Sich-große-Sorgen-Machen, unablässiges Grübeln, Wehleidigkeit
Stressreaktion: Gähnen
Gefühlsäußerung: Singen

Was schon der Gelbe Kaiser wusste

Wenn Einflüsse von außen zu Störungen des energetischen Geschehens im Magenmeridian führen, hat der Patient anfänglich oft das Gefühl, eine kalte Dusche abbekommen zu haben (wie wir heute sagen würden). Er ächzt und gähnt häufig, meidet den Kontakt mit anderen Menschen und hat es am liebsten dunkel. Wenn er das Brechen von Holz hört, bekommt er es mit der Angst zu tun. Er leidet unter Herzklopfen und bevorzugt das Alleinsein.

Verschlechtert sich sein Zustand, heißt es im *Lingshu*, gewöhnt sich der Kranke an, auf hohe Berge oder Türme zu steigen und dort lauthals zu singen. Auch findet er Gefallen daran, nackt in der Gegend herumzulaufen.

Er klagt über laute Darmbewegungen und Schwellungen daselbst, was auf eine Störung der Fließrichtung des Qi zurückzuführen ist. Im alten China waren diese Beschwerden als »Unterschenkel-Blockade« bekannt.

Da der Magenmeridian in enger Verbindung mit vielem steht, was mit dem Blut zu tun hat, können sich Störungen auch darauf beziehen.

Es kann ferner zu Wahnvorstellungen, Malaria, Wärme-

Hitze-Krankheiten, heftiger Schweißbildung, einer verstopften Nase, trübem Nasensekret, zu Mundtrockenheit sowie zu Geschwüren kommen. Ferner treten mitunter Schwellungen des Nackens, Rachenschmerzen, Ödeme im Unterleib, sich schnell verschlimmernde Schmerzen in den Kniegelenken, Brustschmerzen, Beschwerden an den Schenkeln, seitlich des Wadenbeins, an der Fußsohle und Versteifung der dritten Zehe auf.

Störungen des Magenmeridians, die auf einen Energieüberschuss zurückzuführen sind, können sich wie folgt manifestieren: Hitzegefühle in der vorderen Körperpartie, beschleunigte Verdauungsprozesse, häufige Hungergefühle und Urin von ausgeprägt gelber Färbung.

Eine Störung aufgrund von energetischer Unterversorgung des Magenmeridians zeigt sich dagegen eher an Symptomen wie: Kältegefühl im vorderen Körperbereich, Frösteln, Kältegefühl im Magen.

Die Energieleitbahn des Magens in der modernen Meridiandiagnostik

Über die pH-Regulation des Blutes zeigt der Magenmeridian den jeweiligen Status des Säure-Basen-Haushaltes an und steuert ihn.

Auftretende Störungen haben dabei sehr häufig den Charakter eines energetischen Überflusses – was ein verlässlicher Hinweis auf eine Übersäuerung des Organismus ist, die auch die Gefahr von beziehungsweise einen Hinweis auf Entzündungen bergen kann, da sich ein gesunder Stoffwechsel nur im basischen Milieu abspielen kann.

Abhilfe schaffen Ernährungsumstellung und unterstützende Einnahme von Basenbildnern (in Reformhäusern, gut sortierten Supermärkten und Apotheken erhältlich). In unserer Praxis bewähren sich auch basische Fußbäder immer sehr.

Störungen des energetischen Geschehens im Magenmeridian können aber auch ein möglicher Hinweis sein auf: übermäßige Besorgtheit, eine Blockade im zwölften Thorax-Wirbel, Probleme mit den Venen der Beine und Fußrücken sowie eine Verschleimung der oberen Atemwege oder eine Erkrankung am Magenausgang.

Auf der psychischen Ebene zeigen sich Störungen des Magenmeridians oft in Form von Erschöpfung und deprimierter Grundstimmung.

Die wichtigsten Hinweispunkte und ihre mögliche Bedeutung

Ma 6: Zahnschmerzen, Schwellungen der Lippen und Wangen, Faszialisparese (Gesichtslähmung)

Ma 8: Kopfschmerzen, tränende Augen bei Wind, Augenschmerzen, verschwimmender Gesichtssinn

Ma 33: Taubheit, Entzündungen der unteren Extremitäten

Ma 35: Schmerzen und Arthritis im Kniegelenk, Bewegungsbeeinträchtigung der unteren Extremitäten

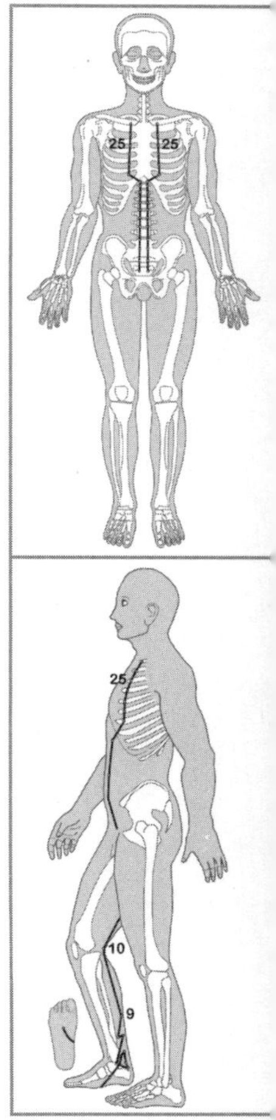

DREIZEHN
Organisiert den Flüssigkeits- und Elektrolythaushalt: Der Nierenmeridian der Fuß-Shaoyin

Steckbrief »Nieren«

Die Nieren sind die Zang-, also die Speicher-Organe (Yin) im Funktionskreis der Niere.

Die Nieren speichern das Jing, den Teil der Lebensessenz, der sich nicht ersetzen lässt. Jing ist die Quelle der Reproduktion, Entwicklung und Reifung. Deshalb gelten die Nieren auch als »Wurzel des Lebens«.

In der Fünf-Elemente-Lehre werden die Nieren der Wandlungsphase Wasser zugeordnet.

Bedeutende Bezüge und Zuordnungen

Körperpartien: Brust, Innenseite der Beine, Fuß (seitlich)
Gewebe/Flüssigkeiten: Knochen
Speichert: Jing, die Essenz
Zugeordnetes Sinnesorgan: Ohren
Sinn: Hören
Geschmack: salzig
Jahreszeit: Winter

Himmelsrichtung: Norden
Tageszeit: Nacht
Gefährlicher Wetterfaktor: Kälte
Farbe: dunkelblau, schwarz
Geistig-Psychisches: Sanftheit, Gelassenheit, Ruhe, Bescheidenheit
Bei Störung: Furcht, Angst, Nervosität
Stressreaktion: Niedergeschlagenheit, depressive Verstimmung
Gefühlsäußerung: Stöhnen

Was schon der Gelbe Kaiser wusste

Liegen einer Störung des Nierenmeridians äußere Einflüsse zugrunde, so äußert sie sich unter anderem durch: Hunger, aber kein Appetit; zu geringe Speichelbildung, gräulich verfärbter Teint, Husten und blutiger Auswurf, Keuchen, Heiserkeit, Kurzatmigkeit. Der Patient hat das Bedürfnis, sich hinzusetzen, steht aber immer gleich wieder auf; seine Sicht ist verzerrt, er fühlt sich »getrieben« und hat Herzrasen. Nimmt seine Energie weiter ab, leidet er unter Angstattacken, schwerem Herzklopfen und potenziell Verfolgungswahn. In China nannte man dieses Beschwerdebild früher »Blockade der Knochen«.

Störungen, deren Ursachen endogener Natur sind, manifestieren sich in Form von Hitze im Mund bei trockener Zungenspitze, durch Halsschmerzen, das Bedürfnis aufzustoßen (es gelingt aber nicht), innere Unruhe, Herzschmerzen, Gelbsucht, Durchfall, blutigen Stuhl, Schmerzen im mittleren Bereich der Wirbelsäule und den Schenkeln. Eventuell hat der Kranke auch kalte Füße, ist ständig müde und könnte den ganzen Tag schlafen. Dies geht womöglich auch mit einem Hitzegefühl an den Fußsohlen einher.

Die Energieleitbahn der Niere in der modernen Meridiandiagnostik

Der Meridian der Nieren regiert den Flüssigkeits- und Elektrolythaushalt im Körper. Entsprechend reagiert er äußerst empfindlich auf zu geringe Wasserzufuhr, denn die Nieren brauchen Wasser, um ihre Funktion der Entgiftung ordnungsgemäß wahrnehmen zu können.

Flüssigkeitsverluste und Mineralmangel können allerdings auch Folgen einer Erkrankung sein. Niere und Blase müssen daher gegebenenfalls klinisch untersucht werden.

Störungen des Nierenmeridians verweisen mitunter auch auf: Arthrose im Brustbein, Störungen im Bereich der Sexualorgane und unteren Körperöffnungen, Osteoporose, Schwindel, den zweiten Lendenwirbel sowie darauf, dass irgendetwas an der Blutbildung nicht in Ordnung ist. (Unbedingt ärztlich abchecken lassen!)

Blockaden im Nierenmeridian können übrigens auch darauf hindeuten, dass die betreffende Patientin ihre Spirale eventuell nicht verträgt. Dies wiederum könnte sich auf die Zähne sowie auf Wirbel im Lendenbereich negativ auswirken.

Unserer Erfahrung nach gehen Abfälle der Niere übrigens oft auch mit Angststörungen oder Neurasthenien (»Nervenschwäche«) einher.

Je nach Gesamtbild der Meridianmessungen empfiehlt es sich bei Frauen auch, sicherheitshalber beim Gynäkologen den Hormonstatus bestimmen zu lassen.

Ni 9: Psychische Labilität, Wetterfühligkeit, Crampus (Wadenkrampf), präklinische Psychosen

Ni 10: Schwindel, Koxarthrose (Hüftgelenksarthrose), Bursitis (Schleimbeutelentzündung), Impotenz, nervös bedingte Magenschleimhautentzündung, Salivation (verstärkter Speichelfluss)

Ni 25: Herpes Zoster, Nierenschmerzen (auch -koliken), Lendenschmerzen, Verstopfung, Hustenreiz, Hitzewallungen, Leberschmerzen, Beinschwäche, Vergesslichkeit

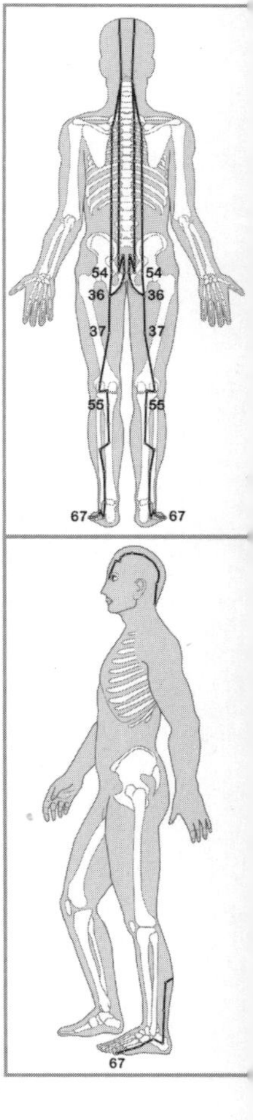

VIERZEHN

Regiert die Sexualität: Der Blasenmeridian der Fuß-Taiyang

Steckbrief »Blase«

Die Blase ist das Fu-, also das Hohlorgan (Yang) im Funktionskreis der Niere.

Ihre Aufgabe besteht darin, den Urin, der in den Nieren gebildet wird, aufzunehmen und auszuscheiden.

In der Fünf-Elemente-Lehre wird die Blase der Wandlungsphase Wasser zugeordnet.

Bedeutende Bezüge und Zuordnungen

Körperpartien: Brust, Innenseite der Beine, Fuß (seitlich)
Gewebe/Flüssigkeiten: Knochen
Zugeordnetes Sinnesorgan: Ohren
Sinn: Hören
Geschmack: salzig
Jahreszeit: Winter
Himmelsrichtung: Norden
Tageszeit: Nacht
Gefährlicher Wetterfaktor: Kälte
Farbe: dunkelblau, schwarz

Geistig-Psychisches: Sanftheit, Gelassenheit, Ruhe, Bescheidenheit
Bei Störung: Furcht, Angst, Nervosität
Stressreaktion: Niedergeschlagenheit, depressive Verstimmung
Gefühlsäußerung: Stöhnen

Was schon der Gelbe Kaiser wusste

Störungen des Blasenmeridians, die auf äußere Einflüsse zurückgehen, können sich bemerkbar machen durch: unerträgliche Kopfschmerzen aufgrund irregulär aufsteigenden Qis, ein Gefühl, als wenn der Nacken auseinandergerissen würde, Schmerzen im Rückgrat, Hexenschuss, begleitet von einem Gefühl, als würde die Hüfte zerbrechen, Steifheit in den Knien und Schmerzen in den Waden.

Der Blasenmeridian gilt auch als »Herrscher über Erkrankungen der Sehnen«. Zu nennen wären in diesem Zusammenhang: Hämorrhoiden, Malaria, Wahnsinn, Verrücktheit, Kopfschmerzen, Schmerzen in der Scheitelpartie des Kopfes, Schmerzen im hinteren Nackenbereich, vermehrter Tränenfluss, Austritt von klarem Nasensekret, Nasenbluten, Schmerzen im Nacken, Rückenschmerzen, Kreuzbeinschmerzen, Schmerzen der Kniekehle sowie Steifheit der kleinen Fußzehe.

Die Energieleitbahn der Blase in der modernen Meridiandiagnostik

Der Blasenmeridian, der der Sexualität zugeordnet wird, regelt auch alle Organe und Körperpartien, die an der Urinausscheidung beteiligt sind (Niere, Blase, Harnleiter, Prostata). Darüber hinaus ist er eng mit den großen Gelenken wie Knie, Hüfte, Ellbogen, Schulter verbunden. Entsprechende Messergebnisse können zum Beispiel auf eine Neigung zur Arthrose hinweisen oder auf Sterilität, bei Männern auf Probleme mit der Vorsteherdrüse. Im letzteren Fall bitten wir den Patienten, dies vom Urologen abklären zu lassen.

Störungen auf dem Blasenmeridian sind vielfach auch Indiz für Entzündungen der Stirnhöhle.

Weitere Stichworte: Achselhöhlen, Bindegewebe, Lendenwirbelbereich

Die wichtigsten Hinweispunkte und ihre mögliche Bedeutung

Bl 36: Nackenschmerzen, Lähmungserscheinungen an den oberen Extremitäten, Interkostalneuralgie (Nervenschmerzen im Zwischenrippenbereich)

Bl 37: Durchblutungsstörungen der unteren Extremitäten, Muskelzucken, Venostase (durch Veränderungen in den Venen bedingter Stillstand der Blutzirkulation), Oberschenkelschwäche, Durchblutungsstörungen

Bl 54: Schmerzen in der Lumbosakralregion (Bereich der Lenden- und Kreuzbeingegend), Hämorrhoiden, Muskelatrophie (Muskelschwund), Bewegungsbeeinträchtigung und Schmerzen der unteren Extremitäten

Bl 55: Lumbalgie (Schmerzen im Bereich der Lendenwirbelsäule), Ischias, Schmerzen und Paresen (Lähmungserscheinungen) der unteren Extremitäten

Bl 67: Adynamie (allgemeine Antriebslosigkeit), Mattigkeit, Kopfschmerzen, Nervosität, Blasenatonie (Störung der Blasenentleerung), Kreislauflabilität, Augenschmerzen, Tinnitus, Hypotonie (zu niedriger Blutdruck), Verstimmung, »Feuchtigkeitsbesetzungen«, Beinarthritis

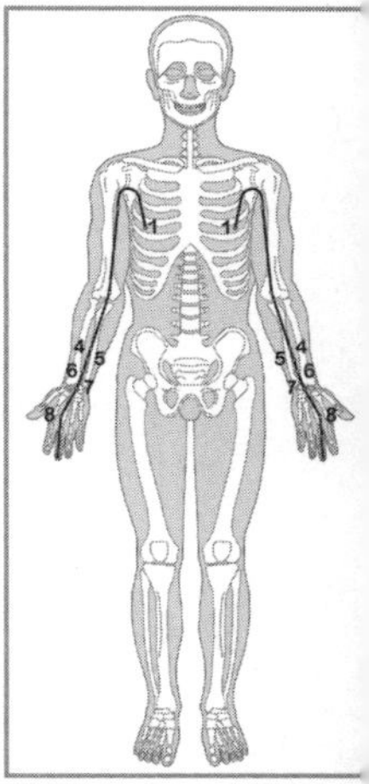

FÜNFZEHN

Kündet von Vitalität und allgemeiner Fitness: Die Energiebahn des Herzbeutels der Hand-Yueyin (Kreislaufmeridian)

Steckbrief »Herzbeutel«

Die Energiebahn, die wir heute als Kreislaufmeridian bezeichnen, wurde früher dem Herzbeutel (Perikard) zugeordnet. Der Herzbeutel ist der äußere Schutzschild des Herzens und wird als sechstes Yin-Organ bezeichnet. Eigene Funktionen (außer eben der, das Herz zu schützen) werden ihm jedoch nicht zugeschrieben.

In der Fünf-Elemente-Lehre wird der Herzbeutel wie das Herz selbst der Wandlungsphase Feuer zugeordnet.

Bedeutende Bezüge und Zuordnungen

Körperpartien: Achselhöhlen, Innenseite der Arme
Gewebe/Flüssigkeiten: Blut und Schweiß
Zugeordnetes Sinnesorgan: Zunge
Sinnesäußerung: Sprechen
Geschmack: bitter
Jahreszeit: Sommer
Himmelsrichtung: Süden
Tageszeit: Mittag

Gefährlicher Wetterfaktor: Hitze
Farbe: rot
Geistig-Psychisches: Freude, Liebe, Enthusiasmus, Selbstbewusstsein, Konzentrationsfähigkeit, Offenheit
Bei Störung: Ungeduld, Launenhaftigkeit, Arroganz
Stressreaktion: Hüsteln
Gefühlsäußerung: Lachen

Was schon der Gelbe Kaiser wusste

Sind Störungen des Herzbeutelmeridians exogen bedingt, so zeigen sich folgende Symptome: heiße Handfläche, Steifigkeit im Ellbogengelenk, Entzündungen unter der Achsel, Beschwerden im Bereich des Brustkorbs, Herzklopfen, geröteter Teint, gelbliche Verfärbung der Augen, unaufhörliches Lachen. Gehen die Störungen auf innere Ursachen zurück, verspürt der Patient große innere Unruhe, er hat Herzschmerzen und – genau wie bei den exogen bedingten Entgleisungen – heiße Handflächen.

Der Kreislaufmeridian in der modernen Meridiandiagnostik

In den Zuständigkeitsbereich des Regelsystems Kreislaufmeridian fällt alles, was mit Durchblutung und generell mit der Vitalität zu tun hat.

Entsprechende Störungen können Hinweise sein auf: eine Blockade im vierten Brustwirbel, Belastung durch Elektrosmog, Blutdruckprobleme.

Weitere Stichworte: Prüfungsangst, Tinnitus, nervöse Unruhe, Schlaflosigkeit, Liebeskummer, kalte Hände und Füße, Angst, eventuell auch Hinweis auf Varizella-Zoster-Viren, die Erreger der Gürtelrose.

Auch Magen- und Darmbeschwerden (Morbus Crohn, Colitis ulcerosa) stehen mitunter im Zusammenhang mit Störungen des Kreislaufmeridians.

Die wichtigsten Hinweispunkte und ihre mögliche Bedeutung

KS 1: Angina Pectoris, Herzklopfen, Herpes Zoster, Interkostalneuralgie (Nervenschmerzen im Zwischenrippenbereich), Lampenfieber, Unruhe, Angst, Herzensprobleme (auch Liebeskummer)

KS 4: Nasenbluten, Furunkel, Herzschmerzen, Herzklopfen, blutiges Erbrechen

KS 5: Unruhe, Magenschmerzen, Erbrechen, Fieber, Tachykardie (Herzrasen)

KS 6: Völlegefühl, Reizbarkeit, nervöse Erschöpfung, Herzrhythmusstörungen, Exantheme (akute Hautausschläge)

KS 7: Rückenschmerzen, Polymyalgia rheumatica (eine Form von Rheuma), Ohrensausen, Durchblutungsstörungen, rheumatoide Sakralgie (rheumatische Wirbelschmerzen), Hypersensibilität (Überempfindlichkeit), Hysterie, Erschöpfung, psychosomatisches Schmerzsyndrom

KS 8: Oberschenkelschmerzen, Myalgien (Muskelschmerzen), ziehende Gliederschmerzen, Erschöpfung, Kälteempfindungen, Tachypnoe (erhöhte Atemfrequenz), Akrozyanose (Blaufärbung der »Körperanhänge« wie zum Beispiel Finger oder Nase)

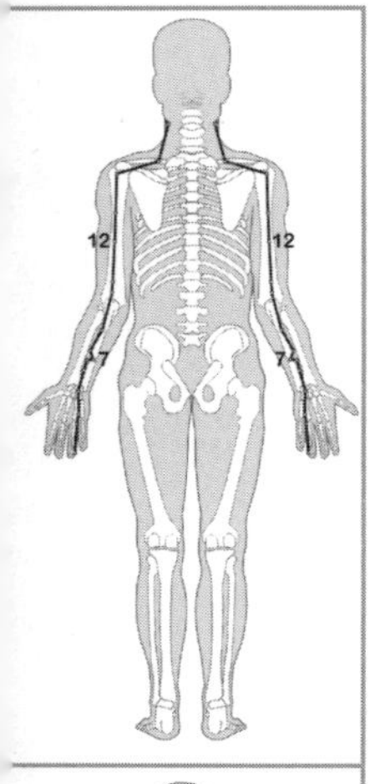

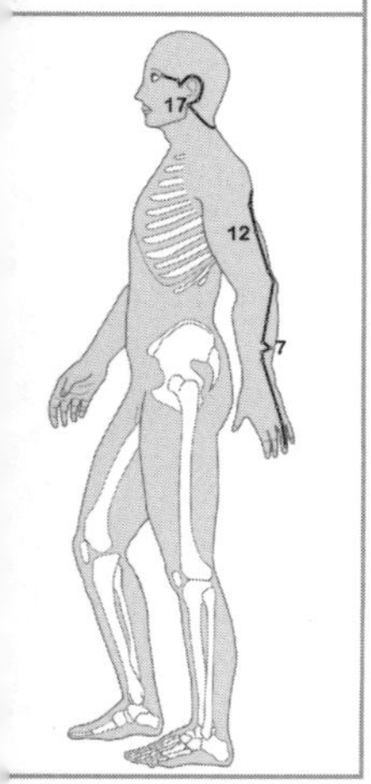

SECHZEHN

Ordnet den hormonell-endokrinen Bereich: Die Energiebahn des Dreifach-Erwärmers der Hand-Shaoyang

Steckbrief »Dreifach-Erwärmer«

Nach Auffassung der alten chinesischen Medizin galt der Dreifach-Erwärmer – der die drei Höhlen im Oberkörper zu einem Begriff zusammenfasst –, nicht direkt als »Organ«. Vielfach heißt es über ihn, er habe zwar »einen Namen, aber keine Form«.

In der Fünf-Elemente-Lehre wird der Dreifach-Erwärmer dennoch als Yang-Pendant des Herzbeutelmeridians behandelt und deshalb ebenfalls der Wandlungsphase Feuer zugeordnet.

Bedeutende Bezüge und Zuordnungen

Körperpartien: Achselhöhlen, Innenseite der Arme
Gewebe/Flüssigkeiten: Blut und Schweiß
Zugeordnetes Sinnesorgan: Zunge
Sinnesäußerung: Sprechen
Geschmack: bitter
Jahreszeit: Sommer
Himmelsrichtung: Süden

Tageszeit: Mittag
Gefährlicher Wetterfaktor: Hitze
Farbe: rot
Geistig-Psychisches: Freude, Liebe, Enthusiasmus, Selbstbewusstsein, Konzentrationsfähigkeit, Offenheit
Bei Störung: Ungeduld, Launenhaftigkeit, Arroganz
Stressreaktion: Hüsteln
Gefühlsäußerung: Lachen

Was schon der Gelbe Kaiser wusste

Schwerhörigkeit, schmerzhafte Halsentzündungen und Schluckbeschwerden lassen sich oft auf Störungen der Energiebahn des Dreifach-Erwärmers zurückführen, denen exogene Ursachen zugrunde liegen.

Endogen bedingt, können folgende Beschwerden auftreten: übermäßiges Schwitzen, Schmerzen am äußeren Augenwinkel, über dem Jochbein und hinter dem Ohr. Womöglich ebenfalls schmerzhaft betroffen: Schultern und Arme inklusive Ellbogen. Mitunter fällt es dem Patienten auch schwer, den Ringfinger zu bewegen.

Die Energieleitbahn des Dreifach-Erwärmers in der modernen Meridiandiagnostik

Dieser Meridian führt, was das hormonell-endokrine Geschehen im Körper betrifft, die »Befehle« der Leitbahn von Milz/Pankreas aus und weist zuverlässig auf eventuelle Schilddrüsenprobleme und dergleichen hin.

Weitere wichtige Stich- und Anhaltspunkte: Tinnitus, Mittelohrentzündungen, dritter und vierter Halswirbel, Nierenprobleme, Bluthochdruck, Trigeminusneuralgie, Parodontose, Sklerose, vegetatives Nervensystem.

Die wichtigsten Hinweispunkte und ihre mögliche Bedeutung

3E 7: Koliken, Pruritus vulvae (Juckreiz an den äußeren Genitalien der Frau), Dysmenorrhö (Menstruationsbeschwerden)

3E 12: Dyspepsie (Verdauungsstörungen), Schlaflosigkeit, Funktionsstörungen von Magen und Milz, Anorexie (Appetitlosigkeit)

3E 17: Asthma, Schluckauf, Schmerzen in der Brust, Mangel an Muttermilch

SIEBZEHN
Von Alfons, Hausi und anderen Patienten

»Endlich ein Befund!«
Renate C. aus Dornbirn am Bodensee,
eine frühere Patientin von uns

»Das Einzige, worin sich alle Ärzte einig waren,
war, dass ich kerngesund sei.«
Hausi (Hans) Leutenegger,
der »Burt Reynolds der Alpen«

Nach dieser Stippvisite im alten China sind Sie hoffentlich wieder ganz bei mir, hier und heute im Allgäuer Oberstaufen?

Prima, denn ich würde jetzt gern noch über einige unserer Patienten berichten. Und über die Vital-Therapie, mit der wir sie behandeln.

Als Erster kommt mir Alfons in den Sinn, ein Mann in den besten Jahren, der schon sein halbes Leben lang beruflich selbstständig ist und eine kleine Computerfirma unterhält.

»Ich habe immer gearbeitet«, sagte er, als er zum ersten Mal bei uns war. »Und mir hat auch nie was gefehlt, gesundheitlich, meine ich. Aber jetzt … Ich glaube, jetzt ist es höchste Zeit …«

Ein Wort wie Burn-out wäre Alfons nie über die Lippen gekommen – im Grunde glaube ich noch nicht einmal, dass er seine Existenz auch nur je zur Kenntnis genommen hätte.

Denn Alfons ist ein echter Allgäuer. Und so ein echter Allgäuer … der hat ja keinen Kopf, der hat einen Grind, der hat keine Nase, der hat höchstens 'nen Zinke, er hat Watschl'n anstelle der Ohren, keinen Bauch, sondern a Wamp'n, Pratz'n dort, wo Normalsterbliche Hände haben, keinen Hintern, bloß a Fiedle – und Hosen braucht er auch nicht, denn er hat ja gar keine Beine – nur Füß'. Und erst wenn er die schon gar nicht mehr bewegen kann, geht der Allgäuer zum Arzt – mit dem Grind unter der Pratz'n. Wenn überhaupt …

So ein Allgäuer also ist Alfons. Noch dazu ein ziemlich übergewichtiger. Und wenn so ein Allgäuer sagt, es sei »höchste Zeit«, dann *ist* es höchste Zeit.

Alfons wurde zunächst Dr. Felix Hoppe, unserem leitenden Arzt, vorgestellt, anschließend führten wir die ersten Messungen durch.

Und auf den ersten Blick war klar: Dieser Allgäuer ist eine einzige Baustelle.

»Was fehlt Ihnen denn genau?«, fragte ich.

»Wissen Sie, mein Körper hat immer alles mitgemacht«, antwortete er. »Egal, was ich ihm zugemutet habe. Aber jetzt plötzlich … also seit einigen Monaten kann ich nachts kaum mehr schlafen, ich habe ständig Kopfschmerzen … und komme morgens gar nicht mehr richtig aus dem Bett. So kraftlos fühle ich mich, sage ich Ihnen, so kraftlos … so müde … Und wissen Sie, was am schlimmsten ist? Am schlimmsten ist dieser ständige Schwindel. Ich kann mir kaum mehr die Schuhe zubinden, denn wenn ich den Kopf vornüberbeuge … Aber das kann ich mir doch alles gar nicht leisten. Was soll denn aus der Firma werden, wenn ich ausfalle? Die hängt ausschließlich an mir. An mir und meinen Kontakten, meinem Know-how …«

»Nun malen Sie mal nicht gleich den Teufel an die Wand. Wir kriegen Sie schon wieder hin«, versicherte ich Alfons. »Ihre Energie ist zwar ziemlich im Keller, aber dahinter steht bestimmt nichts Ernstes.«

Davon konnten wir nach den Messungen mit großer Sicherheit ausgehen, denn sie deuteten zwar auf einen erheblichen Energieverlust hin, doch so hoch, dass Verdacht auf eine schwere, womöglich lebensbedrohliche Krankheit bestand, war er nicht. Und auch die von Dr. Hoppe durchgeführten Untersuchungen waren glücklicherweise ohne Besorgnis erregendes Ergebnis geblieben.

»Sicherheitshalber würde ich Ihnen trotzdem vorschlagen, dass Sie mal zum Urologen gehen und die komplette Vorsorge machen lassen. Nur für alle Fälle.«

Alfons' Meridiane hatten über sein Befinden ausführlich Auskunft erteilt. Wir wussten also, wo wir weitersuchen mussten.

Und etliche Resonanztests später lag uns dann ein Gesamtbild vor, das sich aus vielen kleinen Puzzleteilchen zusammensetzte. Es war das Muster all jener energetischen Belastungen, die, jede für sich, dazu beigetragen hatten, dass Alfons' Gesundheit kurz vor dem Kollaps stand.

Dieses Gesamtbild kann man als »Burn-out-Syndrom« bezeichnen – falls man es denn unbedingt mit einem Etikett versehen möchte. Ich aber ziehe es immer noch vor, von »Alfons« zu sprechen – einem Kleinunternehmer aus dem Allgäu, bei dem allerlei Belastungen ganz unterschiedlicher Art das Fass schließlich beinahe zum Überlaufen gebracht hätten.

Und so handelt es sich eben, wenn man es überhaupt benennen möchte, um *Alfons' Burn-out* – einzigartig wie der Mann selbst.

Als größte Belastung hatten sich bei ihm Coxsackie-Viren erwiesen, sogenannte RNA-Viren aus der Gruppe der Picornaviren, zu der auch die Erreger der Kinderlähmung (Poliomyelitis) gehören. Coxsackie-Viren können eine schwere Grippe verursachen, die in einigen Fällen auch mit ernsten Komplikationen (zum Beispiel einer Hirnhautentzündung) einhergeht.

Ansonsten übersteht man sie in aller Regel unbeschadet – aber nur, wenn man dem Körper genügend Zeit gibt, die Grippe ordentlich auszukurieren. Doch wenn man das nicht tut (und im Falle von Alfons schien mir das mehr als wahrscheinlich), stellen die Viren eine permanente Provokation des Organismus dar, die zu Herzmuskelentzündungen führen kann und auch mit der Entstehung von Diabetes in Verbindung gebracht wird.

Aber nicht nur diese tückischen Viren konnten wir bei Alfons nachweisen. Hinzu kamen, wie seine Meridiane verrieten, hohe Belastungen durch Erdstrahlen und Wasseradern (Mitursachen seiner Kopfschmerzen und der Schlaflosigkeit, die ihn so auslaugte). Außerdem zeigte ein Test mit kolloidalem Silber, dass sich irgendwo in seinem Körper ein Entzündungsherd verbergen musste – wahrscheinlich im Bereich der Mundhöhle.

Darüber hinaus lagen Hinweise auf Durchblutungsstörungen vor – denn Alfons' Meridiane hatten positiv auf ein Gingko-Präparat getestet, das dagegen verabreicht wird.

Auf die Frage, ob er womöglich unter Krampfadern leide, sagte er nur: »Ja, haben tu ich schon welche, aber leiden tu ich nicht drunter, da ist der Ischias, der mir zu schaffen macht, schon schlimmer. Aber lange nicht so schlimm wie der Schwindel und die Kopfschmerzen und …«

Ischias? Davon war bislang überhaupt nicht die Rede gewesen. Aber im Grunde hatten wir uns so etwas schon gedacht, denn die Messungen deuteten auch auf Blockaden im unteren Wirbelsäulenbereich hin.

Und um nun die Liste der Belastungen, die auf Alfons einwirkten, zu vervollständigen: Hinzu kam noch eine Übersäuerung seines gesamten Organismus, der Verdacht auf eine Funktionsstörung seiner Schilddrüse. Und als wäre das alles noch nicht genug, ließ das energetische Geschehen in seinem Herzmeridian keinen Zweifel daran, dass der Druck, unter dem der Unternehmer stand, auch seine Psyche nicht unbeeinträchtigt gelassen hatte. Zweifellos: ein Burn-out – aber eben Alfons' höchstpersönliche Version davon.

»Und was jetzt?«, fragte er bang, als Dr. Hoppe und ich ihm mitteilten, was wir alles herausgefunden hatten.

»Dass Sie sicherheitshalber zum Urologen gehen sollten, hatten wir ja bereits gesagt. Und lassen Sie bitte auch die Schilddrüse durchchecken. Besser ist besser. Und wenn Sie dann schon mal dabei sind, Termine zu vereinbaren …«

»Ja?«

Wir empfahlen Alfons, sich auch zahnärztlich gründlich untersuchen zu lassen. »Bestehen Sie aber darauf, dass der Kollege eine Panoramaaufnahme macht«, fügte Dr. Hoppe hinzu.

»Und das ist alles? Diese ganzen Messungen … sollen die etwa alle nur dafür gut gewesen sein, dass Sie mich jetzt noch zu drei weiteren Ärzten schicken?« Es folgte ein Allgäuer Schimpfwort, das ich Ihnen lieber ersparen möchte.

»Natürlich nicht. Wir wollen nur nichts ungeklärt lassen.«

Und dann erläuterten wir Alfons den Therapieplan, den wir für ihn ausgearbeitet hatten. Im Grunde beruht ein solcher Therapieplan auf ähnlichen Überlegungen, wie auch die Ärzte im alten China sie anstellten: Pathogene Einflüsse müssen vertrieben werden, und gleichzeitig gilt es, die Energie des Patienten zu stärken, sein Qi.

Im Falle von Alfons bedeutete das konkret:

- Zur Verbesserung des energetischen Gesamtzustandes: Sauerstoffanwendungen nach Prof. von Ardenne (also die Verabreichung von hoch konzentriertem Sauerstoff, der mit verschiedenen Vitaminen und Mineralien angereichert wurde).
- Die Behebung akuter Energieblockaden mithilfe von Akupunktur und Laserakupunktur.
- Die homöopathische Ausleitung der Coxsackie-Viren sowie der schädlichen Einflüsse von Elektrosmog und Wasseradern. (Wobei wir dem Patienten auch nahelegten, entsprechende Veränderungen seines Lebensstils ins Auge zu fassen: Elektrogeräte aus dem Schlafzimmer verbannen, weniger mit dem Handy telefonieren, nicht so viel fernsehen – und wenn, dann aus größerer Entfernung vom Apparat; in puncto Wasserader prüfen lassen, ob sich für das Bett innerhalb der Wohnung nicht ein gesundheitsverträglicherer Platz finden ließe.)
- Gegen Alfons' Ischialgie würden wir in aller Sanftheit mit der Dorn-Methode vorgehen und bei dieser Gelegenheit nicht nur die Lendenwirbel deblockieren, sondern auch alle anderen eventuell mitbetroffenen Wirbel.
- Wickel mit einem Extrakt aus Rosskastanien sahen wir vor, um Alfons' Durchblutung in den Beinen zu verbessern.

- Was seine chronische Übersäuerung betraf, so empfahlen wir ihm, seine Ernährung in Richtung Vollwertkost umzustellen und eventuell auch basische, Säure reduzierende Tabletten einzunehmen. Ergänzend kamen für Alfons auch elektrolytische Fußbäder zur Entschlackung und Entsäuerung in Frage, weil er mit Sicherheit nicht schwanger war und, wie ich wusste, keinen Herzschrittmacher oder andere »Ersatzteile« in sich trug, die die Anwendung verboten hätten (wie bei Frauen übrigens auch die empfängnisverhütende Spirale). Wenn jedoch keiner dieser Risikofaktoren vorliegt (was im Einzelfall immer genau geklärt werden muss, denn es gibt noch weitere Kontraindikationen), ist so ein Fußbad mit ionisiertem Wasser- und Sauerstoff eine wahre Wonne. Eine Wonne in der Wanne mit Wirkung – Sie müssten mal sehen, wie schmutzig das verwendete warme Wasser, dem nur ein wenig Salz und Strom zugesetzt wird, geworden ist, nachdem Sie eine halbe Stunde lang die Füße drin hatten …
- Darüber hinaus rieten wir Alfons, sein Gewicht zu reduzieren, eventuell durch eine Schroth-Kur. Die besteht im Wesentlichen aus sogenannten Trink- und Trockentagen (wobei die Kost immer fettfrei und nicht zu reichlich bemessen ist) sowie allmorgendlich feuchtkalten Wickeln zur Unterstützung der Entgiftung. Denn im Grunde ist die Schroth-Kur keine Abmagerungs-, sondern eine Entschlackungskur. Doch sie hat zwei beliebte Nebenaspekte: Zum Ersten führt sie tatsächlich innerhalb von nur drei Wochen zu einer relativ hohen Gewichtsabnahme (bei Männern in der Regel zehn Prozent des Körpergewichts, bei Frauen ist es leider etwas weniger). Und das Zweite, was die Schroth-Kur so populär macht: An den Trinktagen darf man auch

Alkohol zu sich nehmen. Und der eine oder die andere lässt sich das nicht zweimal sagen …

Anders Alfons.

Da er hier aus dem Ort stammt, also direkt aus dem Schroth-Kurbad Oberstaufen, war er mit der Angelegenheit natürlich bestens vertraut. »Was – drei Wochen lang soll ich nicht in die Firma gehen und mir stattdessen mitten in der Nacht nasse Lumpen um den Bauch binden lassen? Kommt ja gar nicht in Frage«, entgegnete er empört. »Abnehmen – meinetwegen, wenn's der Gesundheitsförderung dient … aber so nicht. Auf gar keinen Fall.«

Ich dachte an Alfons' Herzmeridian und die arme Psyche, die er mit dem ganzen Stress, den er sich unaufhörlich machte, so malträtierte. Deshalb deutete ich an, dass ihm eine längere Auszeit insgesamt sehr guttun würde. Aber Alfons ließ nicht mit sich reden. »Haben Sie denn zum Abspecken nicht noch was anderes auf Lager?«, fragte er. »Also etwas, was ich zu Hause machen kann?«

Und dann verriet ich ihm mein Geheimrezept, die Suiss-Redufit-Kur, die ich vor Jahren einmal in Zusammenarbeit mit einem Arzt entwickelt habe. Sie besteht aus eiweißreicher Kost und gewissen homöopathischen Mitteln, die den Fettabbau unterstützen. In die Einzelheiten möchte ich hier jetzt aber nicht gehen. Denn schließlich handelt dieses Buch ja nicht von Gewichtsproblemen, sondern von der Meridiandiagnostik …

Als wir Alfons seinen Therapieplan vorlegten, schluckte er erst einmal. Aber er brauchte auch gar nichts zu sagen, ich sah ihm an der Nasenspitze an, was sich in seinem Kopf abspielte. *Schnelle Diagnose*, hatte er gedacht, *schnelle Heilung.*

Und nun war er erst einmal enttäuscht. Mit so vielen Maßnahmen und Anwendungen hatte er nicht gerechnet.

Von der Mehrzahl unserer sonstigen Patienten unterschied sich Alfons durch den kurzen Weg, den er hatte, um zu uns zu gelangen. Und das gleich in zweierlei Hinsicht. Nicht nur, dass er von seinem Zuhause aus unsere Praxis notfalls zu Fuß hätte erreichen können (um aber »keine Zeit zu vergeuden«, wie er sagte, nahm er doch lieber das Auto, um ans andere Ende des Ortes zu gelangen), nein, er hatte sich auch den langen Weg durch die unergründliche (Fach-)Ärztewelt erspart, den die meisten unserer Patienten schon hinter sich haben, bevor sie von der Meridiandiagnose hören und sich einen Termin bei uns geben lassen.

Alfons dagegen plagten zwar der Schwindel und die Kopfschmerzen und die Schlaflosigkeit, doch bevor er sich hatte überwinden können, deswegen einen Arzt aufzusuchen, war er beim Friseur gewesen. Und der hatte an jenem Tag glücklicherweise viel zu tun. Also musste Alfons warten, bis er drankam. Und so griff er gedankenverloren zu einer der Frauenzeitschriften, die im Wartebereich auslagen.

Das war sein Glück. Denn er stieß darin auf einen Artikel über Hausi Leutenegger, Olympiasieger, Schauspieler und einer der bedeutendsten Unternehmer der Schweiz. Der Artikel trug die Überschrift »Hirntumor? – Es war alles ganz anders«.

Alfons war nun ganz bei der Sache. Denn auch er hatte, was seine Beschwerden betraf, insgeheim schon mit dem Schlimmsten gerechnet, verdrängte solche Gedanken aber mit aller Kraft, sobald sie aufkamen.

Und da las Alfons nun in diesem Artikel über den Prominenten aus dem Nachbarland: »Bereits nach einer Stunde war die Ursache von Hausis Beschwerden klar: Kein versteckter Hirntumor, sondern eine Blockade an den Halswirbeln … Schon nach drei Behandlungen waren seine Gleichgewichtsstörungen verschwunden.«

Alfons war Feuer und Flamme. Und als er dann noch an der angegebenen Telefonnummer erkannte, dass sich die »Wundertäter«, die Hausi Leutenegger einen womöglich noch sehr langen Leidensweg erspart hatten, ganz in seiner Nähe befanden, kannte er kein Zaudern mehr.

Und jetzt, nachdem Alfons den von uns vorgeschlagenen umfänglichen Therapieplan kannte, war er erst einmal enttäuscht, hatte er doch fest damit gerechnet, dass es auch in seinem Fall mit »drei Behandlungen« getan sein würde, genau wie bei Hausi Leutenegger. Er dagegen sollte Giftstoffe ausleiten, Fußbäder nehmen, mehrmals zur Akupunktur erscheinen, sein Gewicht reduzieren …

Doch als Allgäuer ist Alfons auch hart im Nehmen. Und kommt irgendwann zur Einsicht. Also hat er seinen Therapieplan schließlich akzeptiert und ist jetzt auf einem guten Weg. Denn bei jedem seiner Besuche bei uns können wir ihm anhand der Vergleichsmessungen seiner Meridiane schwarz auf weiß zeigen, welche Fortschritte seine Heilung macht. Und schwindlig ist ihm schon lange nicht mehr.

Hausi Leutenegger, der »Burt Reynolds der Alpen«, ist übrigens ein unglaublich sympathischer Mann – und eine der beeindruckendsten Persönlichkeiten, denen ich je begegnet bin. Was mir an ihm besonders imponiert, sind seine Umgänglichkeit und seine Bescheidenheit – nicht gerade selbstverständlich bei einem der reichsten Männer der Schweiz (die ja bekanntlich an Millionären keinen Mangel leidet).

Als er zum ersten Mal zu uns kam, hatte er Panik in den Augen. Er litt unter schweren Schwindelanfällen und Gleichgewichtsstörungen. Die jagten ihm vor allem deshalb unbändige Angst ein, weil seine Frau wenige Jahre zuvor an einem Hirntumor gestorben war, und bei ihr hatte es, wie er sagte, »genauso angefangen«.

Bevor er sich schließlich an uns wandte, hatte Hausi schon zahlreiche Spezialisten aufgesucht. Und angesichts seines finanziellen Hintergrundes werden es wohl nicht die schlechtesten gewesen sein. Doch keiner von ihnen hatte die Ursache seines Drehschwindels herausfinden können.

Dabei handelte es sich tatsächlich »nur« um ein Problem mit der Halswirbelsäule, das sich mittels Meridiandiagnose und Dorn-Methode ebenso leicht identifizieren wie beheben ließ.

Ob wohl auch Ilse Hausi Leutenegger ihr Leben zu verdanken hat? Ja, doch. Letztlich muss man das wohl so sagen.

Ilse wohnt im Norden der Republik und macht gern Urlaub in den Bergen. Wie Alfons hatte auch sie aus einer Zeitschrift von der Meridiandiagnostik erfahren. Und bevor sie in die Ferien aufbrach, die sie in jenem Jahr im Allgäu verbringen wollte, machte sie noch einen Termin mit uns aus. »Einfach nur so«, wie sie am Telefon sagte. »Weil ich mal neugierig bin, was dabei herauskommt.«

Ilse sah das Ganze, glaube ich, als eine Art Urlaubsvergnügen der Extraklasse. Wie andere sich einen Besuch beim Astrologen gönnen, so ging sie zur Meridiandiagnose. Etwas, woran Promis wie Leutenegger Gefallen fanden, konnte so verkehrt nicht sein, dachte sie wohl. Und in jedem Fall würde sie nach ihrem Urlaub etwas zu erzählen haben.

Ilse, eine elegante, schicke Frau, war schon Pensionärin. Aber das hätte man ihr nicht angesehen, als sie vor mehr als fünf Jahren in unsere Praxis gewirbelt kam. Man hätte sie eher für eine dieser vielbeschäftigten Business-Damen gehalten, die durch die Welt jetten und in ihrer Freizeit Golf oder Bridge spielen.

Es gehe ihr rundum gut, sagte sie denn auch. Manchmal sei sie vielleicht ein bisschen »groggy«, aber kein Wunder, sie hätte ja wirklich viel um die Ohren. Der Garten, die Freundinnen, die vielen Hobbys …

Ich nickte verständnisvoll. Und begann mit den Messungen.

Anschließend wusste ich nicht so recht, wie ich es ihr beibringen sollte. Schließlich war es nur ein Verdacht, aber …

Ilses Meridiane verzeichneten einen Energieverlust von sage und schreibe einundsiebzig Prozent! Dafür *musste* es einen Grund geben. Einen schwerwiegenden.

»Und Sie haben wirklich keine Beschwerden?«, vergewisserte ich mich.

»Nein, überhaupt nicht.«

»Gehen Sie regelmäßig zur Vorsorge?«

»Beim Gynäkologen, meinen Sie? Selbstverständlich – alle sechs Monate. Aber wie kommen Sie jetzt darauf?«

Milz/Pankreas war bei Ilse unübersehbar stark abgefallen. Was bedeuten konnte, dass …

»Ich möchte wirklich nicht die Pferde scheu machen, aber … Bitte tun Sie mir einen Gefallen, das heißt natürlich: Tun Sie *sich* den Gefallen … Lassen Sie eine Mammografie machen.«

Jetzt war es raus.

»Ich soll mir die Brust untersuchen lassen?«

»Ja, machen Sie sich aber keine Sorgen, es ist bestimmt nichts, nur …«

Drei Wochen später lag Ilse unter dem Messer. Sie hatte einen Tumor in der Brust. Bösartig. Glücklicherweise war er noch ganz klein (was auch erklärt, dass er der Aufmerksamkeit des Gynäkologen entgehen konnte).

Heute, wie gesagt mehr als fünf Jahre später, gilt Ilse als vom Krebs geheilt. Sie ist wieder ganz gesund.

Und fühlt sich uns in Dankbarkeit verbunden. »Ohne Sie wäre ich jetzt vielleicht schon tot«, betont sie jedes Mal, wenn sie anruft, um »nur mal so hallo zu sagen«, was sie in regelmäßigen Abständen tut. Und einmal im Jahr, zur Urlaubszeit, kommt sie persönlich vorbei, um sich die Meridiane durchmessen zu lassen – »weil ich ja sowieso mal wieder hier in der Gegend Ferien mache«.

Wir sagen dann immer: »Eigentlich haben Sie Ihre Gesundung ja Hausi Leutenegger zu verdanken, Ilse. Hätten Sie damals den Artikel über ihn nicht gelesen, wären Sie gar nicht erst zu uns gekommen.«

Von Uwe möchte ich Ihnen auch noch gern erzählen. Uwe hatte einen Schlaganfall hinter sich, als er sich zum ersten Mal in unsere Obhut begab. Im Krankenhaus war er gut versorgt worden, doch als er einige Wochen später bei uns eintraf, litt er noch erheblich an den Folgen des Gehirnschlags. Eine Gesichtshälfte war gelähmt; er konnte sich schwer verständlich machen und nur mühsam selbstständig essen. Er hatte einen Energieabfall von neunundsechzig Prozent, nicht weiter verwunderlich bei einem solchen Krankheitsbild. Und das Meridiangeschehen zeigte einen dramatischen Unterschied zwischen der betroffenen Körperseite und der »gesunden«.

Auf Anweisung unseres leitenden Arztes verabreichten wir ihm Sauerstoff nach Ardenne, gaben ihm Lymphdrainagen und andere sanfte Massagen. Unterstützend setzten wir die bewährten Laserstrahlen ein, um seine Venen im Hals- und Kopfbereich zu stabilisieren.

Parallel dazu leiteten wir die Schadstoffe aus, die Uwe belasteten. Dabei handelte es sich interessanterweise vor allem um Amalgam, wie die Tests ergaben. Obwohl sich Uwe die dafür verantwortlichen Plomben schon viele Jahre zuvor hatte entfernen lassen. Aber in seinem Gewebe waren die Schwermetalle immer noch vorhanden.

Als mit am wichtigsten jedoch erwies sich im Falle von Uwe wieder einmal die Dorn-Methode. Denn der Patient hatte nach seinem Schlaganfall berechtigte Angst davor, dass sein Blutdruck wieder steigen könnte.

Wie sich herausgestellt hatte, neigte bei Uwe insbesondere der oberste Halswirbel, der Atlas, zu Blockaden. Und immer wenn es zu einer solchen Blockade kam, schnellte Uwes Blutdruck in die Höhe. Mit einer Dorn-Anwendung gelang es jedes Mal, ihn auf Normalmaß zurückzuschrauben.

Und deshalb ist uns Uwe bis zum heutigen Tag treu geblieben. Denn sein Atlas blockiert häufig, dann steigt sein Blutdruck, und er setzt alles daran, schnell zu uns zu kommen und sich das wieder richten zu lassen.

Wobei ich hinzufügen möchte: Uwe ist ein klasse Typ – und mir inzwischen ein echter Freund geworden. Was aber seine Lebensführung betrifft, hält er sich weniger an unsere Ratschläge, als es seiner Gesundheit zuträglich wäre. Denn Uwe ist beruflich immerzu auf Achse. Und wie oft habe ich ihm schon gesagt, dass er auch mal aufs Flugzeug verzichten und lieber mit der Bahn fahren sollte! Denn selbst Kurzstrecken belasten seinen Organismus mehr, als ihm guttut. Aber nein, Uwe fliegt, was das Zeug hält – »Time is money« –, und überfordert sich auch sonst immer wieder.

Dann blockiert sein Atlas, der Blutdruck steigt … und wir sehen uns wieder.

Bis zum nächsten Mal, Uwe!

Überforderung ist oft auch ein Thema bei den Profisportlern, die wir behandeln, seien es Boxer, Fußballer, Eiskunstläufer, Reiter …

… und nein, ich kann der Versuchung nicht widerstehen, hier ein bisschen Eigenwerbung einzuschmuggeln. Denn wir behandeln nicht nur die Reiter, sondern auch ihr Sportgerät. Pferde haben nämlich ebenfalls Meridiane. Und deshalb ist eine ähnliche – gesundheits- und leistungsfördernde – Einflussnahme auf ihren Energiehaushalt möglich wie beim Menschen. Näheres dazu finden Sie, sollte es Sie interessieren, unter http://pferde-diagnostik.com.

Und falls Sie kein Pferd besitzen, um dessen Wohlbefinden Sie sich sorgen, dann vielleicht ein Rennkamel? Wir waren beim Scheich von Dubai, der hat gleich fünfhundert davon – und konnte kaum fassen, was mithilfe der Meridiandiagnostik alles zu schaffen ist.

Doch jetzt zurück zu den menschlichen Spitzensportlern. Der körperliche, aber auch psychische Leistungsdruck, unter dem diese jungen Menschen stehen, ist enorm. Gut, ganz allgemein betrachtet weiß man das natürlich. Aber *wie* kräftezehrend die Belastungen sind, unter denen sie leiden, ist mir persönlich erst so richtig bewusst geworden, als ich auf dem Wege der Meridiandiagnostik Einblick in das energetische Geschehen bei einer ganzen Reihe von ihnen nehmen durfte.

Wir haben Vergleichsmessungen durchgeführt – vor einem Wettkampf und danach. Die Unterschiede waren eklatant. Lag zuvor im Allgemeinen noch ein vollkommen gesunder Energieabfall von maximal fünfundzwanzig Prozent vor, stieg er im Zuge der körperlichen Höchstleistung bei den meisten Sportlern, die wir untersucht haben, auf über fünfzig Prozent.

Das wäre nicht weiter schlimm – hätten sie denn immer ausreichend Zeit, sich zu regenerieren. Das ist aber leider keineswegs die Regel, schon gar nicht in der »heißen Phase« der Wettkämpfe. Da heißt es eher: Kaum ist das eine Match vorbei, muss auch schon wieder unter Hochdruck für das nächste trainiert werden.

Menschen sind aber keine Maschinen. Darüber sollten die für den Spitzensport Verantwortlichen vielleicht einmal nachdenken – und sich dabei womöglich auch an Robert Enke erinnern, den Fußballtorwart von Hannover 96, der sich das Leben nahm, weil er keinen anderen Ausweg aus der Depression sah, unter der er litt.

Ich kannte Robert Enke nicht und möchte mir deshalb kein Urteil erlauben. Nach meiner Erfahrung aber kommen gerade bei Menschen, die dermaßen unter unablässigem Druck stehen wie Spitzensportler, so viele Faktoren zusammen, die über ihr Leistungsvermögen, ihre Vitalität und ihre »Tagesform« bestimmen, dass die körperlichen Auswirkungen von den psychischen kaum zu trennen sind.

Beidem aber lässt sich entgegenwirken – mit etwas Zeit, Ruhe und den entsprechenden energetischen Maßnahmen.

STATT EINES NACHWORTES: DIE SACHE FUNKTIONIERT EINFACH

»Ruhe hilft, die vitale Energie in den inneren Organen zu halten; Beunruhigung führt dazu, dass die vitale Energie aufgezehrt wird.«
Der Gelbe Kaiser

Bevor ich Sie nun in aller Freundschaft entlasse, will ich Ihnen doch noch ein wenig Theorie mitgeben. Was gar nicht so leichtfällt, denn der wichtigste Schlüssel zu der Frage, warum Meridiandiagnostik funktioniert, liegt in der Physik. Jedenfalls deuten die Bücher und Artikel darauf hin, die es in großer Zahl zu diesem Thema gibt.

Wir haben es hier mit einem neuen Zweig der Medizin zu tun, der sogenannten *energy medicine*, die ich in meinem Text auch schon einige Male erwähnt habe: als Schwingungs-, Informations-, Regulations- oder eben: Energiemedizin.

Ergänzend zur etablierten Lehrmedizin steht hier tatsächlich nicht die Biochemie im Vordergrund, sondern die Physik. Und damit Schlagworte wie »elektromagnetische Feldtheorie«, »Holografie«, »dissipative Strukturen«, »Chaos«-, »Quanten«-, »Skalarwellen«-, »Biophotonen«-Theorie und --- »Laser«.

Laserstrahlen sind ja schon lange eine der »Säulen« unserer Vitaltherapie. Weil sie wohltuend und energetisierend wirken und weil wir mit ihrer Hilfe gerade bei Problemen, die mit den Ohren zu tun haben, wie Tinnitus oder Schwerhörigkeit, gute Erfolge erzielen. Erfahrungsgemäß kann man mit Laser alle Zellen, die noch nicht abgestorben sind, revitalisieren, auch im Innenohr. Und nach allem, was wir wissen, regt der Laser, richtig eingesetzt, ganz massiv die Selbstheilungskräfte des Körpers an.

Die Einsichten der »alten Chinesen« stellen tatsächlich eine der entscheidenden Grundlagen einer neuen Schule der Medizin dar. Ohne ihre Vorstellungen eines Systems von Energiewegen, also den Meridianen, von Energiebewegungen, gegenseitigen Abhängigkeiten, Einflussmöglichkeiten und so weiter wäre die *energy medicine* gar nicht denkbar.

Als mich Dr. Robert Bresan vor nunmehr über zehn Jahren mit der Meridiananalyse bekannt gemacht hat, die aus unserer Praxis seither nicht mehr wegzudenken ist, hat er unser kleines ambulantes Therapiezentrum damit also nicht nur um ein, wie sich erweisen sollte, hocheffizientes Diagnosetool bereichert, sondern uns gleichsam an die Spitze des medizinischen Fortschritts katapultiert.

Denn in der Tat: Fortschritt heißt in diesem Zusammenhang auch und vor allem Rückbesinnung. Rückbesinnung auf etwas, was die Menschen schon immer wussten: dass es nämlich irgendetwas geben muss, was uns und andere Lebewesen von einem Strickstrumpf oder jedem sonstigen Verbund x-beliebiger Moleküle unterscheidet.

Und dieses »Etwas« – der Lebensatem, der Lichtkörper oder wie man es nennen mochte – war früher keineswegs nur in China bekannt, wo man von Qi sprach, in Japan (»Ki«) oder Indien (»Prana«). Ganz selbstverständlich war dieses Wissen auch in Europa verbreitet. Bis es sich hier verflüchtigte, beginnend vor zweihundert, dreihundert Jahren mit dem »(natur)wissenschaftlichen Fortschritt«. Auch in der biblischen Schöpfungsgeschichte wird der Mensch ja erst dann zum Menschen, wenn Gott ihm den Lebensatem einhaucht.

Und nun stellt sich also heraus, dass die Körpergeistwelt des Universums »Mensch« doch nicht nur aus Molekülen und den von der Schulmedizin bislang identifizierten beziehungsweise »anerkannten« Zusammenhängen besteht.

Es gibt noch mehr – und diesem »Mehr« lässt sich offenbar nicht allein auf dem Wege biochemischer Analysen beikommen, ebenso wenig wie ausschließlich mit den herkömmlichen Methoden. Die Erfahrungen bei Tinnitus, Rheuma, Migräne et cetera zeigen das ganz deutlich.

Denn bei aller Liebe: Das, was in einem wichtigen Aufsatz über Energiemedizin als »Kardinalfehler der westlichen Medizin« bezeichnet wird – »der Therapieansatz nur am erkrankten Organ« –, trifft den Nagel doch auf den Kopf! Und auch die Konsequenz, die daraus zu ziehen ist: »Bei Kenntnis der Vernetzung und Verknüpfung der Organe und Organsysteme (gemäß den fünf Funktionskreisen der TCM, Ch. H.) sollte dem Arzt klar sein, dass er nicht am letzten Glied einer Beziehungskette, sondern besser an vorgeschalteten wichtigen Schaltkreisen therapeutisch ansetzen sollte.«

Und Zugang zu diesen »vorgeschalteten wichtigen Schaltkreisen« bieten nun einmal, auch wenn das wohl gar nicht so leicht zu begreifen ist, die Meridiane. Dass sie Auskunft über innere Vorgänge erteilen können, sagte »unser« Arzt, Dr. Felix Hoppe erst kürzlich, sollte mich eigentlich nicht wundern. Schließlich sei es ja auch möglich, die Aktivitäten etwa des Herzens »von außen« abzugreifen, via Elektro- und Magnetografie etwa. Und »das mit den Meridianen« gehe ja auch irgendwie auf Felder zurück, wenn ich ihn recht verstanden habe, als wir bei einem Tässchen Earl Grey zusammensaßen, auf elektrische Felder und auf Magnetfelder, was aber im Grunde eh das Gleiche sei. Letztlich sei überhaupt alle Materie Energie.

Und Sie, der Sie bestimmt viel mehr von Physik verstehen als ich? Sind Sie immer noch skeptisch? Glauben immer noch nicht an die Existenz dieser Meridiane?

Mal abgesehen davon, dass das keine Glaubensfrage ist – könnte ich Sie überzeugen, wenn ich Ihnen sagen würde, dass man den Verlauf der Energiebahnen heute schon mithilfe verschiedener Verfahren nachweisen kann?

Oder würde es Ihre Aufgeschlossenheit vergrößern, wenn ich sagte, dass das System der Leitbahnen evolutionsgeschichtlich vermutlich viel älter ist als das Nervensystem und von diesem quasi nur »überdeckt« wird? – Wodurch sich der Mensch übrigens auch vom Spulwurm unterscheidet.

Oder vertrauen Sie mir eher, wenn ich Ihnen aufgrund meiner langjährigen Erfahrung versichere, dass es viele Leute gibt, die bei der Akupunktur den Verlauf des jeweils erregten Meridians *spüren*?

In den Anmerkungen zu diesem Kapitel nenne ich Ihnen einige Artikel, Aufsätze und Bücher, die Ihnen interessante weiterführende Lektüre bieten, wenn Sie Lust haben, sich auch mit der Theorie dieses Themas näher zu beschäftigen. Die Autoren, von denen diese Werke stammen, sind viel besser in der Lage als ich, Sie auf den aktuellen Forschungsstand zu bringen.

Ich verstehe mich im Wesentlichen als Praktikerin, und also solche weiß ich vor allem eins: Die »Sache mit den Meridianen« – die funktioniert.

*

Das letzte Wort aber gebührt dem Gelben Kaiser: »Wer es versteht, sich zu entspannen, fühlt sich voller Energie.

Bei voller Energie hat man scharfe Augen und Ohren und einen gesunden Körper. Sogar bis ins hohe Alter kann man die Gesundheit erhalten. Deshalb können rationale und optimistische Menschen frisch und entspannt sein und glücklich leben. Das ist eine wichtige Verfassung für die Gesunderhaltung.«

WAS SIE SONST NOCH INTERESSIEREN KÖNNTE – ANMERKUNGEN UND ETWAS MEHR

Wenn Sie erfahren möchten, welcher Heilpraktiker, Arzt oder Zahnarzt in Ihrer Nähe mit der Meridiandiagnose arbeitet – und das gilt natürlich auch für die weiblichen Angehörigen dieses Berufsstandes, der Einfachheit halber verwende ich in diesem Buch durchgängig die sprachlich männliche Form und denke uns Frauen dabei immer mit –, wenden Sie sich am besten an die Anbieter der Geräte, zum Beispiel die Firma Victor, mit denen ich persönlich Kontakt habe.

Victor Vitalpunkt-Diagnose
Westerboer, Hofhansel & Cie, Prößlstraße 18,
92637 Weiden
Tel.: (00 49) (0) 96 16 34 20 56 oder (00 49) (0) 96 12 69 16
Fax: (00 49) (0) 96 16 34 20 55
E-Mail: info@victor-vpd.de

Anmerkungen zu den einzelnen Kapiteln

Eins. Anstelle einer Einführung

Das Motto dieses Kapitels stammt aus dem *Huangdi Neijing*, einem der ältesten Schriftzeugnisse der chinesischen Medizin, das bei uns auch unter dem Titel *Der Gelbe Kaiser* bekannt ist. Die Formulierung habe ich der von Maoshing Ni herausgegebenen und kommentierten Ausgabe entnommen, die von Ingrid Fischer-Schreiber übersetzt wurde: *Der Gelbe Kaiser – Das Grundlagenwerk der Traditionellen Chinesischen Medizin*, Frankfurt am Main 2008.

Weitere Ausgaben, die ich zu Rate gezogen habe, sind:

Huangdi Neijing: *Die Bildergeschichten über die Gesunderhaltung*, zusammengestellt und gemalt von Han Yzhou, Zhou Chuncai u. a., Übersetzung: Li Daobin, Dai Xinfu, Zhang Yuxian, Tian Shouyu und He Miashong, Beijing 2005. Hierbei handelt es sich um einen Schwarz-Weiß-Cartoon, der den Inhalt des *Gelben Kaisers* (*Suwen und Lingshu*) auf 208 Seiten zusammenfasst und den Chinesen von heute nahebringt.

Suwen, übersetzt von W. G. A. Schmidt, Egelsbach 1997

Lingshu, übersetzt von W. G. A. Schmidt, Egelsbach 1998

Lehrbuch der Akupunktur (*Lingshu*), hrsg. von Claus C. Schnorrenberger, Erftstadt 2006

Das Gespräch, das ich mit Dr. Robert Bresan geführt habe, hat sich natürlich nicht so abgespielt, wie ich es hier aufgeschrieben habe. Viele der Informationen, die dieses Kapitel enthält, stammen aus Internet-Quellen, unter anderem:

Ulrich Arndt: *Im Weltraum bewährt*, erschienen in *esotera* 11/1999, http://www.life-testinstitut.de

Richard Kraßnigg: *Die EAV aus wissenschaftlicher Sicht* (24. August 2005), http://www.imgeav.org

Bernhard Schrumpf: *Vergleich der Ergebnisse von Messungen an den Nagelfalzpunkten der TCM-Meridiane zur Beurteilung des individuellen Meridianmusters als Entscheidungsgrundlage zur Akupunkturbehandlung mittels un-*

terschiedlicher biophysikalischer Messmethoden, Thesis zur Erlangung des Grades Master of Science am Interuniversitären Kolleg für Gesundheit und Entwicklung Graz/Schloss Seggau 2005, http://www.inter-uni.net

Vladimir Zagriadski: *Kosmische Energie und Information*, Vortrag auf dem Genesis 2 Symposion, München 2008, http://www.dailymotion.com

Darüber hinaus verwende ich nicht nur hier, sondern auch an anderen Stellen Informationsmaterial der Firma Victor und anderer Hersteller.

Drei. Resonanztests und unvermutete Zusammenhänge

Ein gut verständliches Buch über Zahngesundheit ist zum Beispiel:

Johann Lecher: *Gesunde Zähne – gesunder Mensch. Wie wichtig eine ganzheitliche Zahnheilkunde ist*, München 2009

Wichtige Informationen bieten auch die Homepages vieler ganzheitlich orientierter Zahnärzte, unter anderen:

http://www.umweltzahnarzt.de
http://www.integrative-zahnheilkunde.de
http://www.gzm.org
http://www.naturheilpraxis-lehmweg.de
http://www.dr-tilch.de

Zum Thema Wirbelsäule und Dorn-Methode empfehle ich:

Dieter Dorn: *Die ganzheitliche Methode Dorn. Die Sprache des Körpers verstehen, Haltung und Bewegung harmonisieren*, München 2007

Dieter Dorn: *Es ist nie zu spät für einen gesunden Rücken. Die Haltungsschule der Methode Dorn*, München 2009

Angelika Godau: *Wenn Wirbel aus dem Lot geraten. Die krankmachenden Auswirkungen von Wirbelblockaden und ihre Behandlung mit der Methode Dorn*, Bielefeld 2002

Für mich unverzichtbar ist auch die Wandtafel *Wirbeltherapie nach Dorn. Der Zusammenhang zwischen Wirbelfehlstellung und möglichen physischen und psychischen Leiden* von Helmut Koch, Lindau 1987

Vier. Was die naturwissenschaftliche Medizin unserer Zeit vom Gelben Kaiser lernen könnte

Meine wichtigsten Quellen zu diesem Kapitel:

Harriet Beinfield, Efrem Korngold: *Traditionelle Chinesische Medizin. Grundlagen. Typenlehre. Therapie*, München 2005

Achim Eckert: *Das Tao der Akupressur und Akupunktur. Die Psychosomatik der Punkte*, Stuttgart 2010

Carl-Hermann Hempen: *Die Medizin der Chinesen. Erfahrungen mit fernöstlicher Heilkunst*, München 1991

dtv-Atlas Akupunktur, München 1995

Ted. J. Kaptchuk: *Das große Buch der chinesischen Medizin. Die Medizin von Yin und Yang in Theorie und Praxis*, Bern 1988

Ulli Olvedi: *Das Stille Qi Gong nach Meister Zhi-Chang Li. Vitalisierung und Harmonisierung der Lebenskräfte*, Berlin 2004

Franz Thews, Udo Fritz: *TCM und Akupunktur in Merksätzen*, Stuttgart 2006

Paul U. Unschuld: *Chinesische Medizin*, München 1997.

(Von Paul Unschuld gibt es auch im Internet hochinteressante Artikel zu lesen, und zwar unter http://www.paradigm-pubs.com, leider auf Englisch.

Beatrice Wagner, Günter Gerhardt: *Traditionelle Chinesische Medizin. Sanftes Heilen aus dem Fernen Osten*, München 2005

Stiftung Warentest/Thomas Bißwanger-Heim, Edzard Ernst: *Asiatische Heilkunde. Tradition, Anwendung, Heilsversprechen. Eine Bestandsaufnahme*, Berlin 2011

Aus dem Internet: A. Kürten, K. Ostermann, U. Dettbarn und M. Noack: *Traditionelle Chinesische Medizin. Das Buch Version 2.0 – 23.7.07. Entstanden aus dem Vorlesungsscript SoSe 2007*, Zentrum für Traditionelle Chinesische und Integrative Medizin am St.-Hedwig-Krankenhaus, Akademisches Lehrkrankenhaus der Charité Berlin, http://www.tcm-buch.de

Viele Einzelerkenntnisse verdanke ich auch der englischsprachigen Website aus China: http://tcmdiscovery.com

Mein Dank gilt Dr. E. Schrott, der mir freundlicherweise gestattet hat, die Texte zu den von mir ausgewählten Akupunkturpunkten, die er für den Interpreter der Gerätesoftware verfasst hat, in den Kapiteln fünf bis sechzehn über die einzelnen Meridiane zu verwenden.

Aber mein bester Ratgeber für dieses und die folgenden zwölf Kapitel war natürlich – mal wieder – der Gelbe Kaiser in den verschiedenen Übersetzungen, die in deutscher Sprache vorliegen.

Das letzte Zitat, das, in dem allerlei organische Zusammenhänge aufgeführt sind, stammt übrigens aus der unter dem Titel *Lehrbuch der Akupunktur* vorliegenden Ausgabe des *Lingshu*.

Siebzehn. Von Alfons, Hausi und anderen Patienten

Viele unserer Patienten kommen zu uns, weil sie durch einen Zeitungs- oder Zeitschriftenartikel auf uns aufmerksam geworden sind. Eine Zusammenstellung aller Presseartikel, die in den letzten Jahren über uns erschienen, findet sich auf meiner Website http://tinnitus-vital-therapie.com

Statt eines Nachwortes: Die Sache funktioniert einfach

Das Zitat stammt aus dem Aufsatz *Energetische und Informationsmedizin (energy medicine)* von Hendrik Treugut und Manfred Doepp, veröffentlicht durch die Deutsche Gesellschaft für Energetische und Informationsmedizin: http://www.dgeim.de.

Wer mehr Hintergrundmaterial braucht, dem seien die folgenden Bücher und Aufsätze empfohlen:

Marco Bischof: *Biophoten – Die Wissenschaft entdeckt den Lichtkörper der esoterischen Traditionen wieder*, http://www.marcobischof.com

Fritjof Capra: *Das Tao der Physik. Die Konvergenz von westlicher Wissenschaft und östlicher Philosophie*, Frankfurt am Main 2010

Jürgen Kleditzsch, Bernd Ullrich, Georg Schraml: *Harmonisierende Energie für Körper, Geist und Seele*, Regensburg 2006

Yoshio Manaka unter Mitarbeit von Kazuko Itaya und Stephen Birch: *Manakas Quantensprung. Essenz und Praxis der Akupunktur (Jagd auf den Drachenschwanz)*, Uelzen 2004

James L. Oschman: *Energiemedizin. Konzepte und ihre wissenschaftliche Basis*, München 2009

James L. Oschman: *Energiemedizin und Langlebigkeit*, http://www.ondamed.net

Fritz-Albert Popp: *Biophotonen – Neue Horizonte in der Medizin. Von den Grundlagen zur Biophotonik*, Stuttgart 2006

Hendrik Treugut: *Energy Medicine – eine Standortbestimmung* in zwei Teilen, http://www.dgeim.de

Ders.: *Energetische und Informationsmedizin*, http://www.psychophysik.com.

Mein letztes Wort beziehungsweise das des Gelben Kaisers stammt (wie auch das Motto, das diesem Kapitel vorangestellt ist) aus der zeitgenössischen chinesischen und ins Deutsche übersetzten Version, den *Bildergeschichten* (siehe die Anmerkungen zum ersten Kapitel).

REGISTER